楽なように
やりたいように
後悔しないように

はじめに

二〇一一年七月に拙著「楽なように、やりたいように、後悔しないように」を出版いたしました。そして、多くの方々からたくさんの反響をいただきました。拙著を読んで、「この本の通りに自分を看取ってほしい」と主治医に伝え、主治医が拙著を読んで、点滴をせずに自然に楽に看取ってくれたというお話も伺いました。ご自宅での看取りに悩んだり不安を感じている当院の在宅患者様には、拙著を差し上げて、読んでいただくこともありました。そのようなご家族の中には、ご主人が亡くなられた後、この本を地域の皆さんに読んでほしいとご近所やご親戚に配布された方もいらっしゃいます。そのご主人が亡くなられた後で弔問のために訪問したとき、ご遺体にかけられた白いシーツの上に拙著がポツンと乗せられていたのを目にしたときには、言葉にできない感動で体に鳥肌が立ちました。

在宅医療にかける私の思いや在宅介護の現状、そして思い出深い患者様の物語を綴ったこの本は、亡くなる前に点滴をするかどうかや、食べられなくなったときに胃ろうを造るか造らないかなど、意思決定と選択に悩むご本人やご家族の「しるべ」となったようです。

この「楽なように、やりたいように、後悔しないように」の初版は在庫がなくなり、一旦、絶版となりました。しかし、ありがたいことに全国の多くの方々から「再度発行してほしい」という依頼が寄せられ、今回、改訂版の発行に踏み切りました。この改訂版は、初版の原稿をベースにしていますが、一部手直しして、新たに文章を追加しているところもあります。

「楽なように、やりたいように、後悔しないように」は私どもの法人が在宅医療を行う上で常に心がけている大事な言葉です。在宅医療でも疼痛緩和は充分可能で、体を楽にすることができます。体が楽になれば、やりたいことも出てきます。そして、本人がやりたいことを実現して自宅で「いい時間」を過ごすことができれば、それを見守るご家族も満足されます。大切な家族を見送り、後で振り返ったときに「これでよかったんだ」と思えるような選択をしていただきたいと思っています。そのためにも、まずは、障がいや治らない病、老化による困難があっても、病院ではなく、自宅で療養することができるということを、広く世間の方々に知っていただきたいと願っています。

人間はいつか必ず亡くなります。「どうせ亡くなるからどうでもよい」ではなくて、亡くなるまで、よりよく、より楽しく、より自分らしく生きたいものです。最期まで適切なケアを受けて、亡くなるその瞬間まで人として成長できるような、その人らしく生きるためのサポートをしていければいいなと思っています。

目次

第二章　在宅医療にかける思い

第三章　忘れ得ぬ患者さんたち

第四章 最新看取り事情

第五章　気仙沼在宅支援プロジェクト

第一章

在宅医療専門クリニックを作るまで

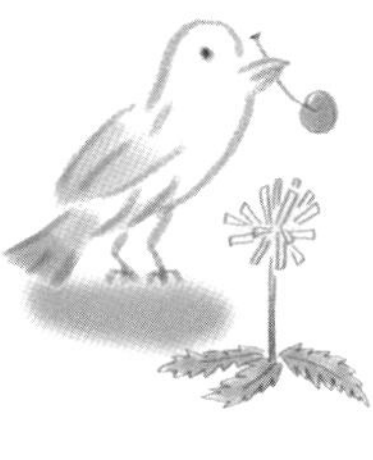

1 へき地医療を志した理由

「なぜ医者になったのですか？」とよく聞かれます。それは毎日、同じことを繰り返す仕事はしたくなかったからという漠然とした理由しかありません。与えられた仕事をただ繰り返すのが嫌だったのです。日々、新たな発見があり、どうすればもっと良くなるのか、どうすればもっと質の高い仕事ができるのかを考えていく仕事がしたいと、高校時代に思っていました。私が通っていた高校は進学校で、生徒全体の三分の一が医学部に進学するような環境だったので、医師という職業は常に意識する仕事の一つでした。医師は人間を相手にします。日々変化し、日進月歩する医学を生涯にわたり勉強しながら、仕事をしていくというところに引かれたのかもしれません。

私は小学生時代、劣等生でした。人前でしゃべるのも得意でなく、おとなしい性格だったので、学級委員など一度もしたことはありません。授業中に先生が問題を出したときには、手を挙げても当てられないように、先生に見つからないようにしている子どもでした。振り返ると、ずっと劣等感を持って学生時代を過ごしてきたような気がします。自分より優秀な友達が周りにはたくさんいるということを、常に実感しながら生きてきたのです。

そんな中、医学部の卒業を目前にして、どんな医師を目指すべきかと悩んでいました。私が医学部を卒業した一九九二年は専門医全盛の時代でした。現在は医師不足が叫ばれていますが、当時は「今後、医師過剰時代が到来する」と言われ、医学部の定員がどんどん削減されていました。医学部の教授たちは「将来は医師が職に就けなくなる時代が来るぞ！　だからみんな専門医の資格を取りなさい！」と口を揃えて言っていました。医局に残り、大きな教育病院で研修し、専門医の資格を取ることで、医師としての将来が保証されると考えられていたのです。

その時、私はこれまで抱いてきた劣等感から「周りは専門医になろうとしている。優秀な人はみんな専門医の道に進もうとしているのだから、自分が進まなくてもいいんじゃないか」と思ったのです。自分は優秀でもなく、能力が高いわけでもない。それでも医師として、自分の能力を最大限に活用し、社会に必要とされる仕事をすることはできないだろうかと考えました。そして、私が出した結論は、人が進もうとしない分野を目指すことでした。

こうして私は、みんなが専門医の道に進む中、へき地医療への道を歩むことになったのです。

2 無医地区での体験

医学生時代、二つのサークルに入っていました。その一つが「医療を考える会（ＭＳＧ：Medical Study Group）」です。

当時、サークルを指導していた愛媛大学医学部公衆衛生学教室の故・木村慶教授から「病気は患者の生活背景にある」と教わりました。私たち学生は、地域の中に入り込み、住民の生活を知ることから医療を考えようと、夏休みを利用して各地域に寝泊まりし、医療の問題点を探るフィールドワークを行っていました。

医学部一年生の時、愛媛県南予の津島町須下地区（現・宇和島市）に行きました。その地区のほぼすべての家が真珠養殖業者でした。バブルがはじける前で、真珠が高値で取引されていた時代です。地区で年収一千万円以下の家庭はないと言われ、〝真珠御殿〟がたくさん建っていました。

地区内には医療機関はなく、医療機関のある場所まで車で三十分ほどかかるという、陸の

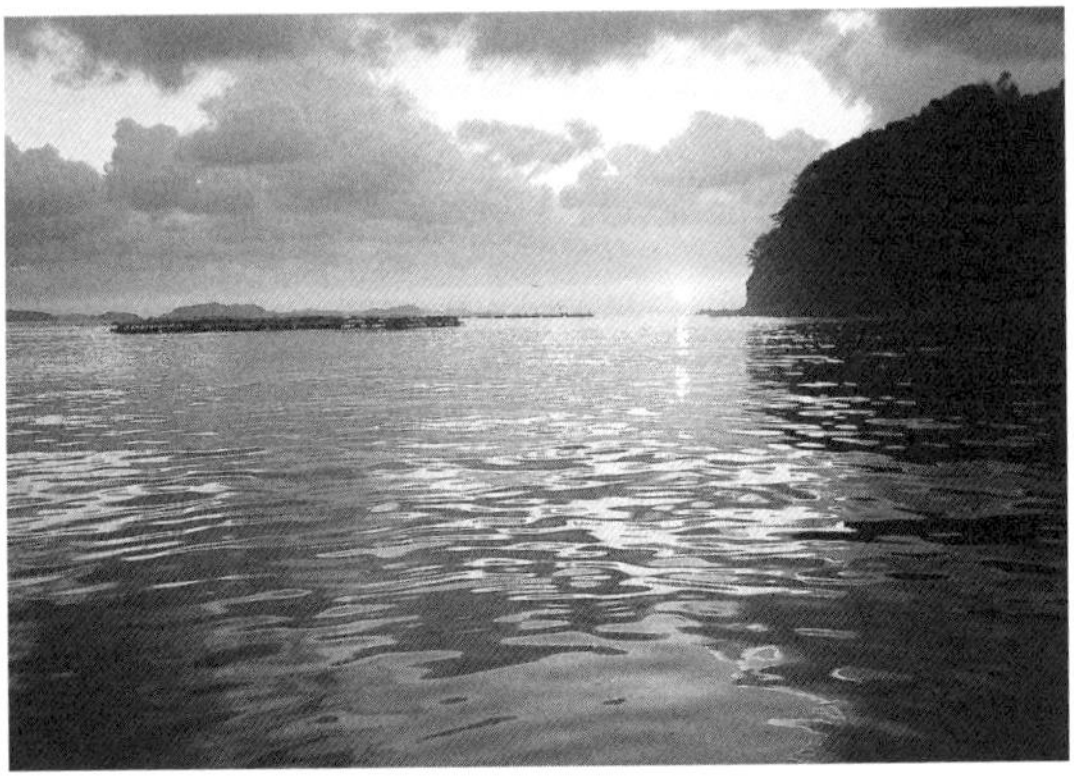

真珠の養殖が盛んな愛媛県南予地方

孤島の無医地区でした。私たちは一週間ほど公民館に寝泊まりしながら、住民健診をしたり、無医地区の救急医療アンケートを行ったり、真珠養殖の労働体験もしました。労働体験の後、船でのイカ釣りに連れて行ってもらい、船の上でさばいて食べたイカの刺し身のおいしかったことは今でも鮮明に覚えています。

このフィールドワークで、無医地区に医療を切実に望んでいる患者さんがいることを実感しました。これが私の原体験となり、愛媛県南予の診療所で地域の人に必要とされる仕事がしたいと強く思うようになりました。

3 私の在宅医療の原点

医学部二年生の時、ＭＳＧのフィールドワークで温泉郡中島町（現・松山市）の二神島を訪れ、約一週間、健診やアンケート調査、労働体験を行いました。同行したのは、仲が良かった同級生の山内勇人君と池宗啓蔵君でした。現在、山内君は精神科医として、池宗君は大学病院の麻酔科医として活躍中です。

公民館で健診を行っていたとき、島の保健師さんから「どんなに誘いに行っても、どうしても健診に来てくれないおばあちゃんがいるのよ。もしかしたらもう二十年も家から出てないかもしれない。足も弱って、病院にもかかっていないから、血圧もそうとう高いんじゃないかと思う。何とかして、あの人に健診を受けさせたいのよ」と言われました。

私たち三人はそれを聞いて、そのおばあちゃんの家に行きました。長年外へ出ていないせいでしょう、おばあちゃんの足は弱り、歩けない状態でした。健診に行くことを勧めますが、拒否されました。何とかおばあちゃんに健診を受けさせたいと思い、三人で毎日おばあちゃんの家に通いました。徐々におばあちゃんは私たちに心を開いてくれるのですが、「健診に行く」とは言ってくれません。

健診最終日の夕方、そろそろ撤収の時間になり、私たちは、もう一度おばあちゃんに声をかけようと家に行きました。「もう最後だから健診に行きませんか?」と説得していると、とうとうおばあちゃんが「うん」と言ってくれたのです。私たちは大喜びして、交代でおばあちゃんをおんぶしながら連れて行きました。

公民館に行く途中、おばあちゃんは二十年ぶりに外に出て、自分が知っている頃と外の風景がずいぶん変わっていることに驚いていました。公民館に着くと保健師さんが待っていてくれました。おばあちゃんの血圧を測ったら、収縮期血圧が二百㎜Hgを超えていて、高血圧の他、いくつかの病気が見つかりました。

今の私なら、おばあちゃんが拒否すれば、その意思を尊重していたかもしれません。しかし当時、若い私たちは、おばあちゃんや保健師さん、先輩たちからも褒められ、有頂天になったのを覚えています。病院に通えない人がいれば、それに対応していくという私の在宅医療の原点は、ここにあったのかもしれません。

4 〝副腎〟を探せ！

愛媛大学からへき地医療を志し、自治医科大学地域医療学教室の門をたたきました。自治医科大学は、へき地などにおける医療や人材の確保や地域住民の福祉の増進を図るために設立された、地域医療に従事する医師を養成する大学です。

当時の教授は故・五十嵐正紘教授でした。五十嵐教授は自治医科大学小児科学教室の助教授だった頃、北海道の厚岸《あっけし》町というへき地の病院に赴任し、へき地医療をされていました。その後、自治医科大学地域医療学の教授に就任。非常にアクティブでフランクな人柄でした。五十嵐教授は私たち医局員の多様性を認めてくれ、教室には多彩な人材が集まり、当時在籍していた学生たちは、現在、全国のさまざまな分野で活躍しています。

五十嵐教授は教え子の進路にも関心を持たれ、いつも励ましてくれました。私が三十一歳で愛媛県南予の明浜町（現・西予市）の俵津診療所に赴任したときも、「どういうところで先生が仕事しているのか見たい」と言って、わざわざ見学に来られました。また、私が在宅医療専門クリニックを開業しようとしたときも、反対するどころか「いいところに目を付けたね。在宅医療は絶対にニーズがあるし、在宅医療に特化する目の付けどころがいいね。絶対成功するから頑張りなさい」とエールを送ってくれました。

　五十嵐教授は若くして自治医科大の小児科学教室の助教授になられたのですが、それには理由がありました。副腎白質脳症という珍しい代謝疾患がありますが、五十嵐教授は、アメリカ留学中にその原因となる欠損酵素を見つけ出したのです。

　脳症の研究では、病気の患者が亡くなると、その患者から研究材料を得ようとします。脳症なので、研究者たちは脳や脊髄など関連している部分から先に持って行きます。日本から留学しているしがない一研究者が材料を得ようとしたときには、副腎（腎臓の上に接している小さな臓器）しか残っていなかったそうです。そして、五十嵐教授はその副腎から代謝の欠損酵素を発見し、副腎白質脳症という病気が見つかったのです。

　みんなが進む道ではなく、みんなが進まない別の道を歩むことで、思わぬ良い結果を生むことがあります。私にとっての〝副腎〟はへき地医療であり、在宅医療だったのかもしれません。

5 人を丸ごと診る

自治医科大学での研修後、高知県の嶺北中央病院での勤務を経て、念願かなって愛媛県南予の明浜町俵津診療所に赴任しました。桜の名所・野福峠を越えると、リアス式海岸が目の前に広がり、みかん畑と真珠養殖の筏《いかだ》がある俵津地区を眺めながら、医学部一年生の時に見た津島町須下の風景を思い浮かべました。

診療を開始すると、肩凝りや腰痛、膝の痛みなど、整形外科的な疾患の多いことにびっくりしました。痛み止めの薬を出したり、注射を打ったりしましたが、患者さんたちは一向に良くなりません。

その時、MSGで木村教授が言われた「病気は患者の生活背景にある」という言葉を思い出しました。

俵津地区では、大半がみかん農家です。山の斜面で上を向き、両手を上げながら摘果や収穫の作業をするので、肩は凝るし、腰も痛めます。今でこそ、収穫したみかんの箱を運ぶモノレールがありますが、昔は、みかんが入ったキャリーを担いで山を下りていたそうです。そのせいで、お年寄りの中には、膝の関節が擦り切れて曲がらなくなった人も多くいました。

このような住民の生活背景を知り、投薬や注射をするだけでは、住民の健康問題を解決できないことがわかりました。農作業中の適度な休憩や体操、仕事の後のマッサージを指導したり、労働時間を調整するなど、生活背景から生じる多くの問題点を解決する必要があるのです。

専門医療では、患者さんを診ると診断名や治療法を決めて、病気を持つ人として診ることが多いのですが、地域をフィールドに医療

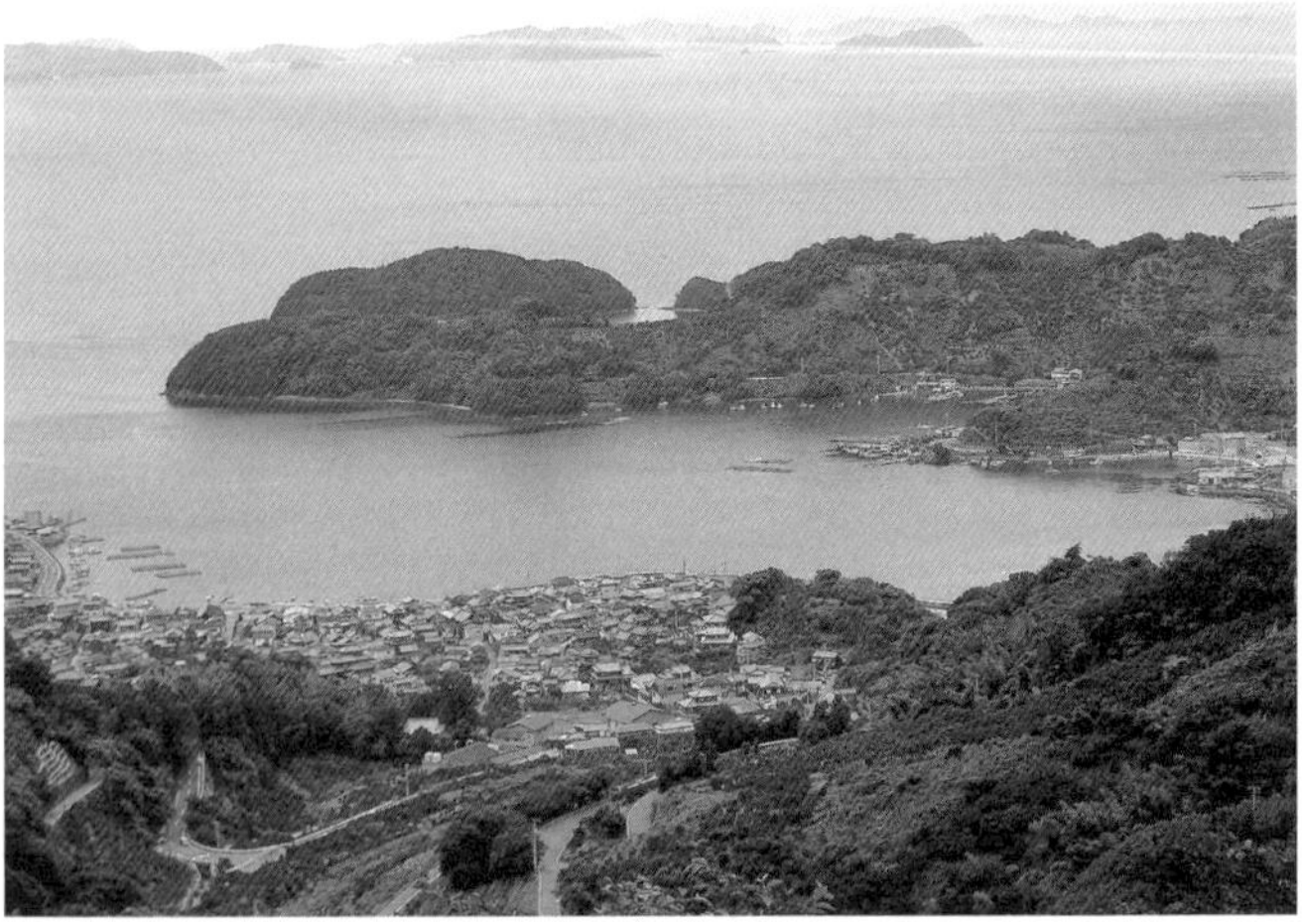

俵津地区の山の斜面にはみかん畑が広がる

を行っていると、一人の人を診れば、その家族や家、地域がすぐ目に浮かびます。「病気を診る」のではなく、「人を丸ごと診る」ようになるのです。人どころか、家族や地域まで見えるようになるのです。大きな病院に勤めていたときには感じられなかった感覚でした。大きな病院では、患者さんは医師個人の名前ではなく、病院の名前で医療機関を選択することも多いのですが、へき地診療所では、私自身を頼ってくれ、信頼してくれます。自分自身が住民たちに必要とされていることを実感し、人と人として向き合いながら、診療を行えることは本当に幸せなことでした。

6 「そろそろ見に来てやってくんなはい！」

俵津診療所に赴任して、一年くらいたった頃のことです。地区で最高齢の百二歳になるおばあさんがいましたが、普段、診療所にはかかっていませんでした。ある日、同居していた家族がやって来て、こう言われました。

「先生、今まで元気で病院にはかかったことがなかったんですが、もうそろそろ見に来てやってくんなはい!」

私は看護師さんと往診の準備をして、自宅を訪問しました。すると、おばあさんが布団の上に横たわっていました。診察すると、皮膚は乾燥し、シワだらけ。意識もぼーっとしていて、一目見て脱水だとわかりました。加齢とともに寝たきりとなり、一週間くらい前から食事が取れなくなっていました。「原因はわからないですが脱水状態です。病院に行くか、ご自宅におられるなら点滴をされますか?」と家族にお話しすると、「いいえ、もう年なので病院に行ったり、点滴はかまいません。このまま家で看取《みと》りたいと思います。亡くなってから先生に来てもらって、警察沙汰になったらいけないので、一度診てもらおうと思ってお呼びしたのです」とのことでした。

私もまだ若く、この方のように、病院にかからず自宅で自然に看たことがなかったので、その言葉に驚きました。でも、よく考えてみると百二歳まで元気に過ごされ、最期に食べられなくなったからといって、点滴をしたり、胃カメラなどの検査をして、しんどい思いをさせるのはかわいそうです。

点滴などの特別な医療処置はせず、毎日様子を見に往診しました。おばあさんは三日後に息を引き取られました。おばあさんの顔はむくみもなく、とても穏やかでした。家族の介護疲れもなく、おばあさんの大往生を親戚一同で満足されていました。

人は生まれたら必ず死にます。老衰での大往生とはこういうことなんだと初めて経験しました。そして、家族が「もうそろそろ見に来てやってくんなはい！」と言われた意味も、この時初めてわかりました。

7 「もう終わらしてくんなはい！」

私は医学生時代にもう一つサークルに入っていました。「障害児教育研究会」という、障がい児と定期的に遊ぶボランティアサークルです。

昔、障がいがある子どもたちは、教育を受ける権利がありませんでした。正確には教育を受ける権利はありましたが、対応できる学校がなかったため、結果的に学校に行けなかったのです。障がい児の就学保障と発達教育の実践の場として始まったのが「松山土曜保育会」

でした。一九七九年に養護学校（現・特別支援学校）が義務教育化されましたが、学校以外にもいろんな刺激を与える学童保育のような目的で、私たち学生がボランティアとして、いろいろと企画を立て、保育を行っていました。学生時代六年間続けていたので、ボランティア活動は得意分野でもありました。

さて、俵津診療所に赴任して、通院が困難なお年寄りがたくさんいることがわかり、看護師さんと一緒に在宅医療を始めました。それまでも在宅医療に携わったことはあったのですが、本格的な在宅医療は初めてでした。俵津診療所の看護師さんたちは、若い私が意欲を持ってやりたいと思ったことを快く受け入れてくれ、とても協力的でした。おかげで物事がスムーズに進んでいきました。

訪問診療は週二回、訪問看護も外来の合間に始めました。みんなが初めてで手探りでしたが、障がいがあって通院できない患者さんがいること、訪問すると本人はもちろん家族からも喜んでいただけること、そして自分たちが必要とされ、感謝されることをモチベーションに頑張っていきました。

なかには訪問すると「先生、年取って若いもんに迷惑かけるけん、もう終わらしてくんなはい！」と言われる患者さんが何人もいました。俵津地区の住民はとても勤勉で、若い時か

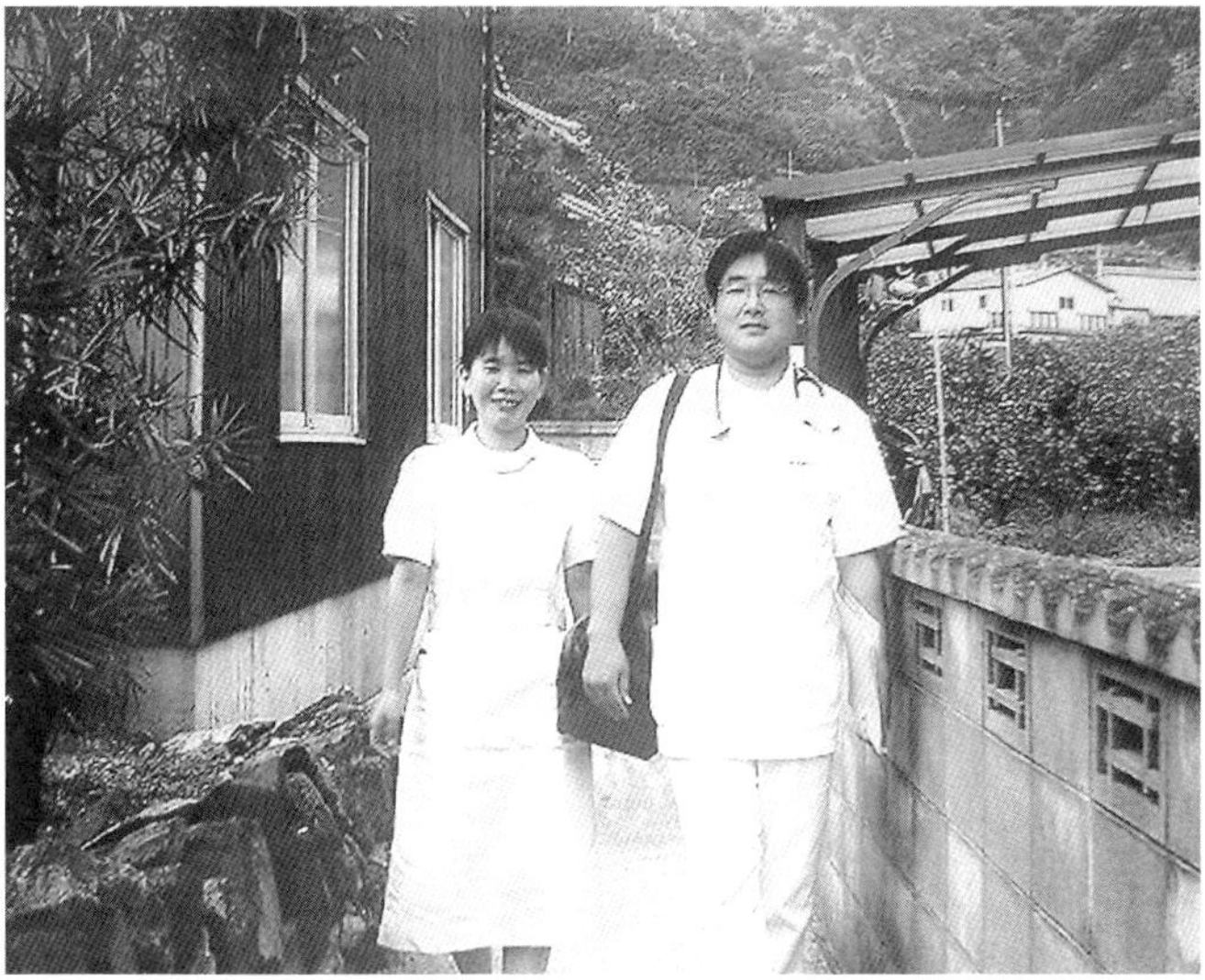

看護師と訪問診療に向かう俵津時代の筆者

らよく働き、年を取ってもできる限り働き続けます。働けなくなったら終わりという意識が強かったように思います。

今でも覚えているのは、両足の変形がひどかった九十七歳のおじいさんです。二本の杖《つえ》を持って、息子さんに支えられながら、診療所の外来に通院していました。おじいさんは毎朝、息子さんの車に乗ってみかん山へ行き、一日中みかんの木の下刈りをし、雨の日も欠かさずカッパを着て仕事をされていました。その勤勉ぶりに頭が下がる思いでした。

そのような土地柄なので、働けなく

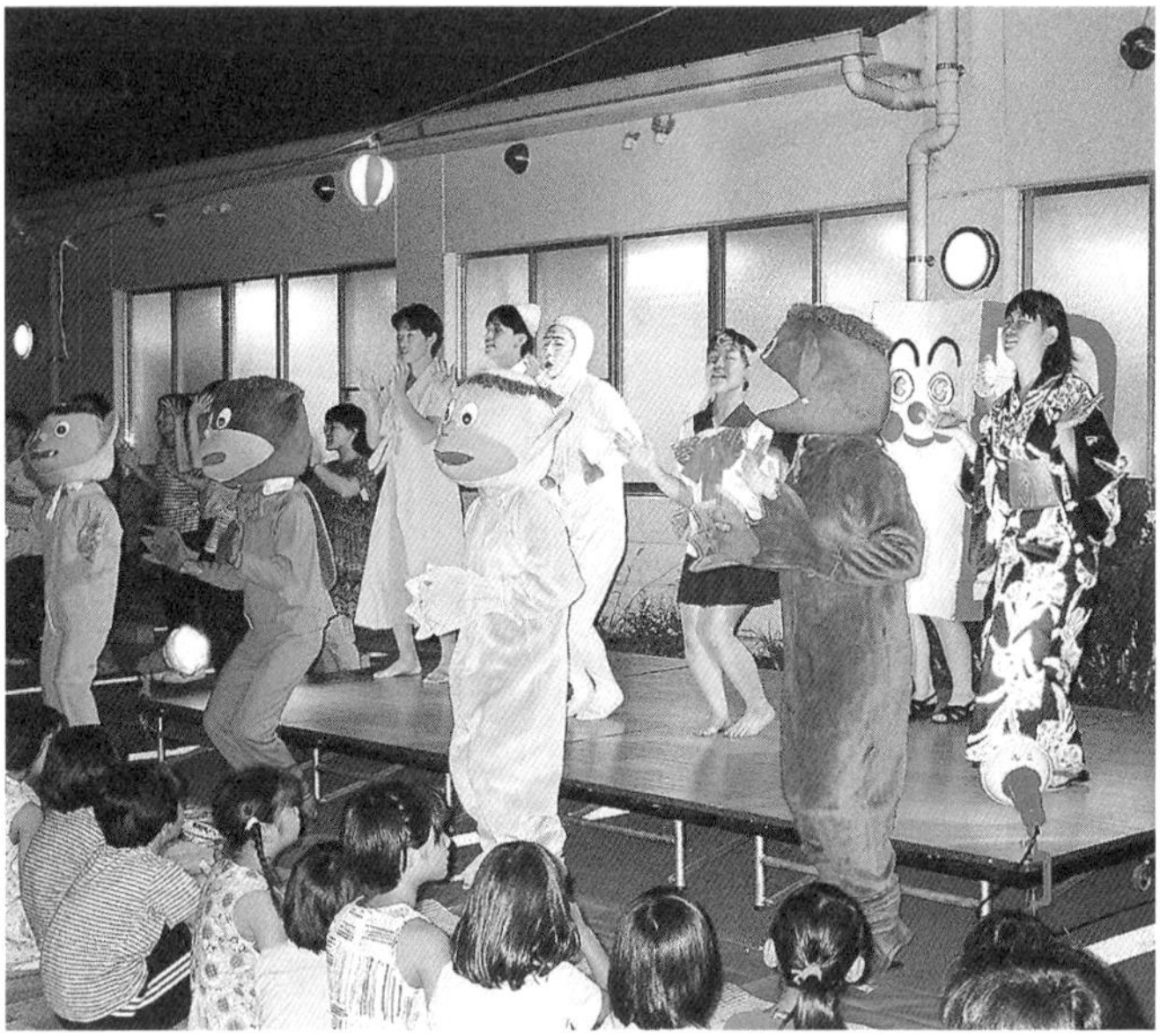

俵津診療所駐車場に300人が集まった夏の夕涼み会

なったとき、「もう終わらしてくんなはい！」という言葉が出てくるのでしょう。このような患者さんたちに、高血圧や高コレステロール血症の治療薬を出したり、自宅に訪問して聴診器を当てる意味が見いだせませんでした。この人たちに本当に大事なことは病気だけを診ることじゃなく、人として丸ごと診ることなのです。

私は、学生時代のボランティア経験を生かし、働けなくなって希望を見いだせなくなったお年寄りたちに、もう一度生きがいを持ってもらう方法を考えました。

一つは、春に桜を見るお花見会と夏の夕涼み会です。寝たきりの方にも、年に二回は外出して楽しんでもらおうと企画しました。当時は、まだ介護保険も始まっておらず、デイサービスもほとんどなく、他にこのような機会はありませんでした。お年寄りを外に連れ出すときに介助者が必要だったので、民生委員さんなどにも協力してもらい、「虹の会」というお年寄りの外出をサポートするボランティアの会が誕生しました。

もう一つは、看護師さんと小学校に出向き、在宅医療について小学生に説明し、お年寄りを訪問するボランティアを募集しました。多数の小学生が賛同して「オレンジキッズ」というお年寄りの訪問ボランティアが発足しました。小学生が寝たきりや認知症のお年寄りの家を定期的に訪問して、一緒にいろんな遊びをしたり、話をする活動が始まりました。

お年寄りの方に、生きていれば楽しいことがあること、そして、次を楽しみにして待つこと、働けなくても自分たちを必要としてくれる人たちがいることをわかっていただければ、「もう終わらしてくんなはい！」という言葉も減ってくるのではないかと思ったのです。医師が医学知識をもとに患者さんや地域にできることは限られています。でも、地域医療は医療だけの枠にとらわれなければ、多くの可能性を秘めているのだとわかりました。

8 人の生きがいとは？

人の生きがいとは何でしょうか。学生時代、障害児教育研究会で、重度の障がいを持った子どもたちと交流していたとき、介護には、大変な労力がいるのに、どのお母さんも子どもたちと本当に一生懸命関わっていました。その様子を見て、お母さんにとって子どもさんは、ただ「いる」だけでかけがえのない存在なのだと感じました。

障がいを持ったお年寄りの方も同じです。介護する人にとっては、その存在自体が必要であり、その必要とされることがお年寄りの方の生きがいなのだと思います。

私は医師になろうと思ったとき、へき地医療をやりたいと思ったとき、人に必要とされたいと願いました。そして、より多くの人に必要とされることが、自分の仕事のやりがいにつながり、自分の生きがいも大きくなるのだと思いました。人に必要とされること、それは人の生きる原動力であり、生きがいです。

人に必要とされたいという思いはみんな同じです。年老いて働けなくなったお年寄りも、重度の障がいを持った方も、生まれてきたばかりの赤ちゃんも、人の役に立ちたいと思っても就職先がなくて働けない人も、夫婦や家族、恋人もみんなそうだと思います。たくさんの人に必要とされなくても、一人の人にどれだけ深く必要とされるかが人間の生きがいではないでしょうか。人間は人と関係して生きる存在なのです。

9 地域医療のストレス

赴任して三年が過ぎ、私も私の家族も俵津地区に溶け込み、地域での生活と地域医療の

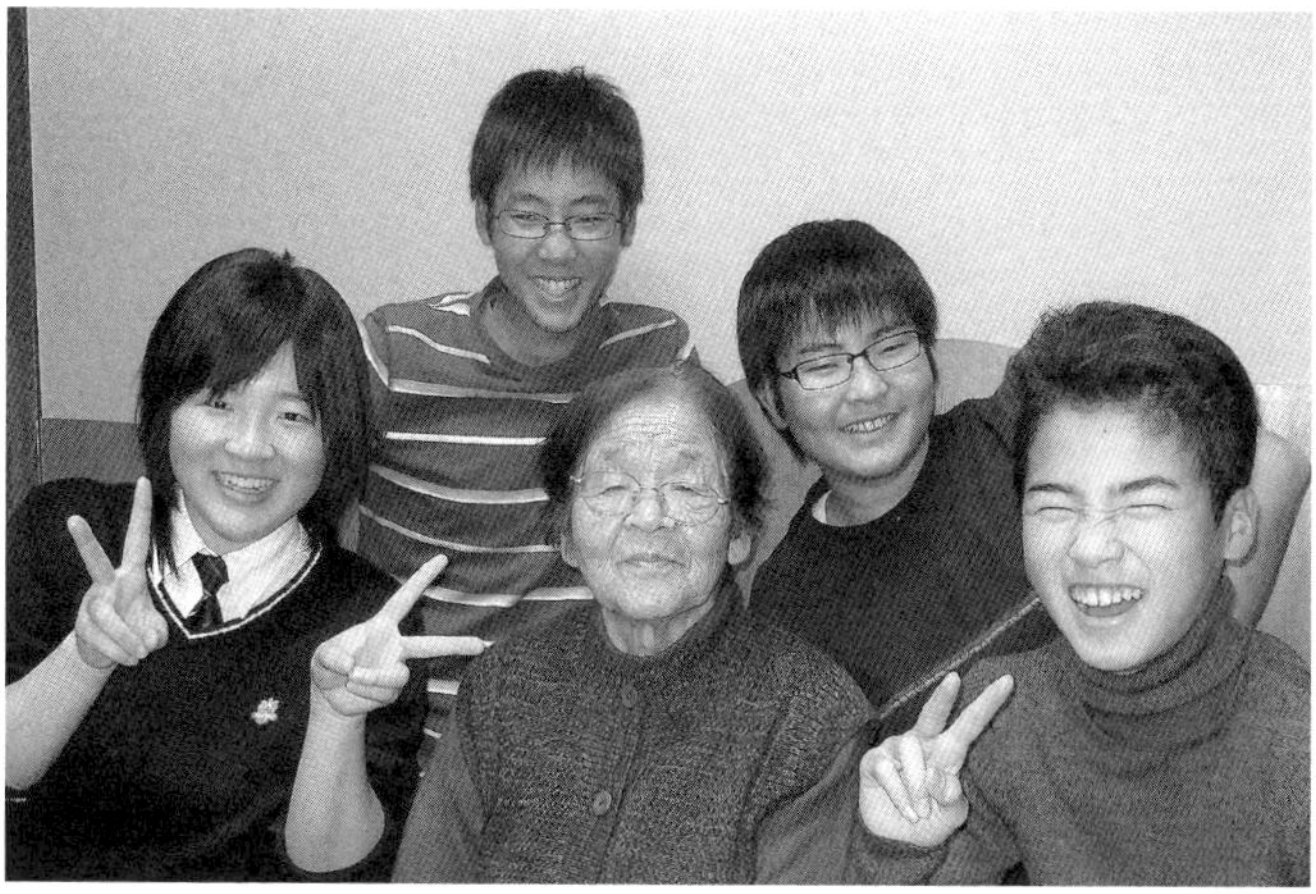

お年寄りにとって子どもたちは何よりの生きがい

実践に手応えを感じていました。住民にも信頼され、より良い地域を作ろうと張り切って、いろんなことを考えていました。しかし、人口千八百人の地域に医師は私一人。乳幼児健診から小中学校の校医、一般健診、外来、在宅医療、自宅での看取りまで、地域を丸ごと診るのは非常に楽しくやりがいがありましたが、自分では気付かない間にストレスも感じていたのです。

それは、明浜町でも市町村合併について議論が本格化され始めた頃でした。明浜町の救急医療体制や市町村合併後の診療所体制など、今後の診療所や町の医療の在り方について、自治体にいろんな提言をしましたが、なかなか受け入れられませんでした。

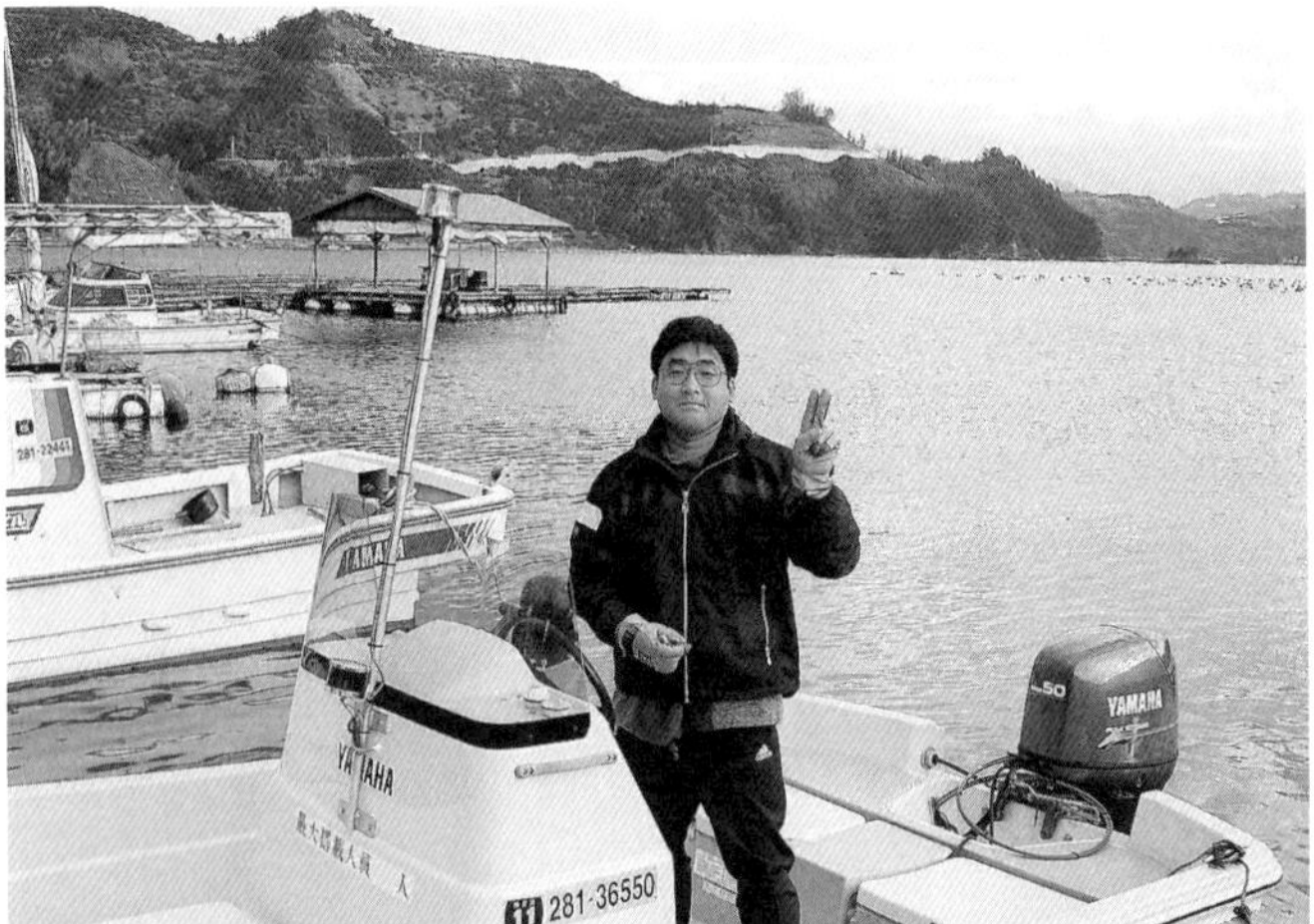

隣の地区の診療所の先生と共同で買った釣り船

住民の要望と町の意向とのはざまでよりストレスがたまっていたのか、私はひどいアトピー性皮膚炎を発症しました。それまでアレルギーなどの持病もなく、アトピーになったこともなかったのに、顔面から両手足まで皮膚炎が出現しました。軟こうや内服薬なども使用しましたが治らず、一年近く悩まされました。

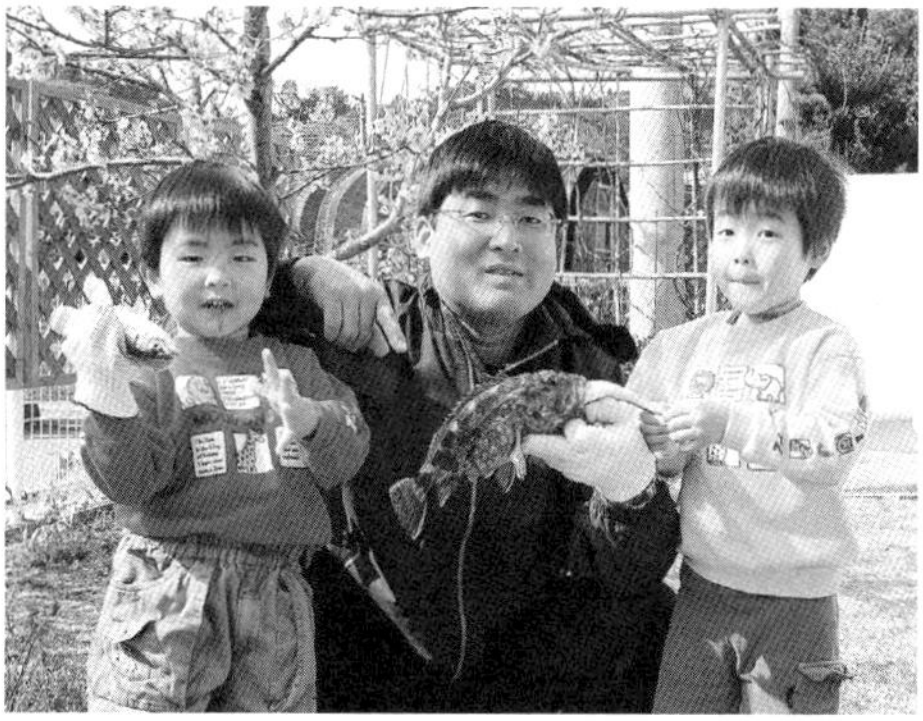
子どもたちも地域に溶け込み魚つりを楽しんでいる

精神的にも少し落ち込んでいたとき、ある住民の人が声をかけてくれました。

「そんなくよくよしとらんと釣りでもしてみんかな！」

その人にモイカの釣り方を教えてもらいました。釣りをしたことはなかったのですが、モイカが釣れるたびに面白くなっていきました。診療所から海まで歩いて二、三分ということもあり、モイカ釣りに没頭しました。船の免許を取り、隣の地区の診療所の先生と共同で小さな釣り船を購入し、船で近くの釣り場まで行くようになりました。住民の人にも、夜になると私が船で釣りに行っていることが知れ渡り、船着き場で往診依頼の家族が待っていることもありました。

気が付くとアトピーはすっかり治っていました。どんな薬も軟こうも食事療法も効かなかったのに、趣味を見つけ、ストレスを解消したことで治ったのです。この時、頑張るだけでなく、休んだり、気分転換したりすることは、自分のやりたいことを続けるためにも大切なことだとあらためて思いました。

10 在宅医療専門クリニック開業のきっかけ

俵津診療所で在宅医療を始め、地域で亡くなる人のほぼ三分の一を自宅で看取るようになりました。でも、今考えるとまだまだ未熟な在宅医療でした。患者さんや家族の不安にあらかじめ応えることができていなかったのです。

六十九歳の男性・浩《ひろし》さん（仮名）は肝がんの末期で、胸水や腹水などの水がたまって呼吸が困難になり、貧血も進行していました。一度、入院を勧めると浩さんはしぶしぶ入院しましたが、状態は良くなることなく、病院の主治医から「あと一カ月持たないかもしれない」と言われて、自宅へ戻ってきました。浩さんは「もう絶対に入院はしない」と強く決意され、自宅での看取りを希望されました。自宅では息子さん夫婦やお孫さんと同居されていましたが、主な介護は奥さんがされていました。

浩さんの家は診療所のすぐ近くでした。胸やおなかの水を抜いたり、輸血や点滴をするなど、自宅で病院と同じような治療ができ、しかも家族に囲まれてリラックスできる環境だったことが良い影響をもたらしたのでしょう。浩さんは比較的落ち着いた状態で約一年、自宅で療養されました。

しかし徐々に肝臓の機能が悪化し、有毒なアンモニアがたまるようになりました。アンモニアはたまると意識がぼーっとして、肝性脳症という意識障害が起こります。浩さんがあと一週間持つか持たないかという状態になったある日、突然奥さんから「先生、本人の意識もわからなくなってきているので、入院させようかと思います」と言われました。浩さんがかたくなに入院を拒み、奥さんもずっと一年間頑張って介護してきたのに、奥さんの言葉に私はびっくりして返答に詰まりました。

診療所に帰って、「急に入院したいと言ったのはなぜだろう。介護が大変でもう限界が来たんだろうか?」などと看護師さんと話しましたが、理由はわかりません。介護に限界を感じたのなら仕方がないけれど、本当にそうなのだろうかと疑問を抱き、もう一度、浩さんの自宅に伺い、奥さんに聞いてみました。すると、奥さんから返ってきたのは意外な答えでした。

「体の調子が悪くなってくると、先生がいなくなるのが不安なんです」

実は浩さんの家からは、診療所の横の医師官舎に住んでいる私が、家族と一緒に車で出かけるのが見えるため、奥さんは、私が不在の間に何かあったらどうしようという不安を強く抱いていたのです。「そういうことならもう絶対にどこにも行かないので、最期まで自宅で看ましょう」と言うと、奥さんは涙を流して喜び、浩さんを自宅で看取ることができました。

今であれば、病院の医療をそのまま自宅に持ち込まず、家族に対して、絶対に二十四時間対応するという意思表示をしたり、患者さんの容態が看取るまでの間にどのような変化をするかを事前に説明したり、不安がないように訪問頻度を十分にして、安心して在宅療養できるように工夫したと思います。しかし当時はまだまだ不十分だったのです。この時、看取りを行うような在宅医療は外来の片手間ではできないと痛感しました。それが在宅医療専門クリニック開業への第一歩でした。

11 地域を丸ごと診るのが地域医療の理想

私は四年半、俵津診療所にいました。三年くらいたつと、地区を歩いている人を見て、本人だけでなく、そのおじいさんやおばあさん、子どもなどの家族、親戚まで顔が思い浮かぶほどになりました。地域の子どもからお年寄りまで丸ごと診るのが地域医療の醍《だい》醐《ご》味《み》です。地域住民から信頼され、何の不満もありませんでしたが、片手間で行うのではなく、本物の在宅医療をするために、断腸の思いで俵津診療所を去ることを決心しました。

出発の一週間くらい前から、住民の人々や患者さんが診療所や自宅に次々とあい

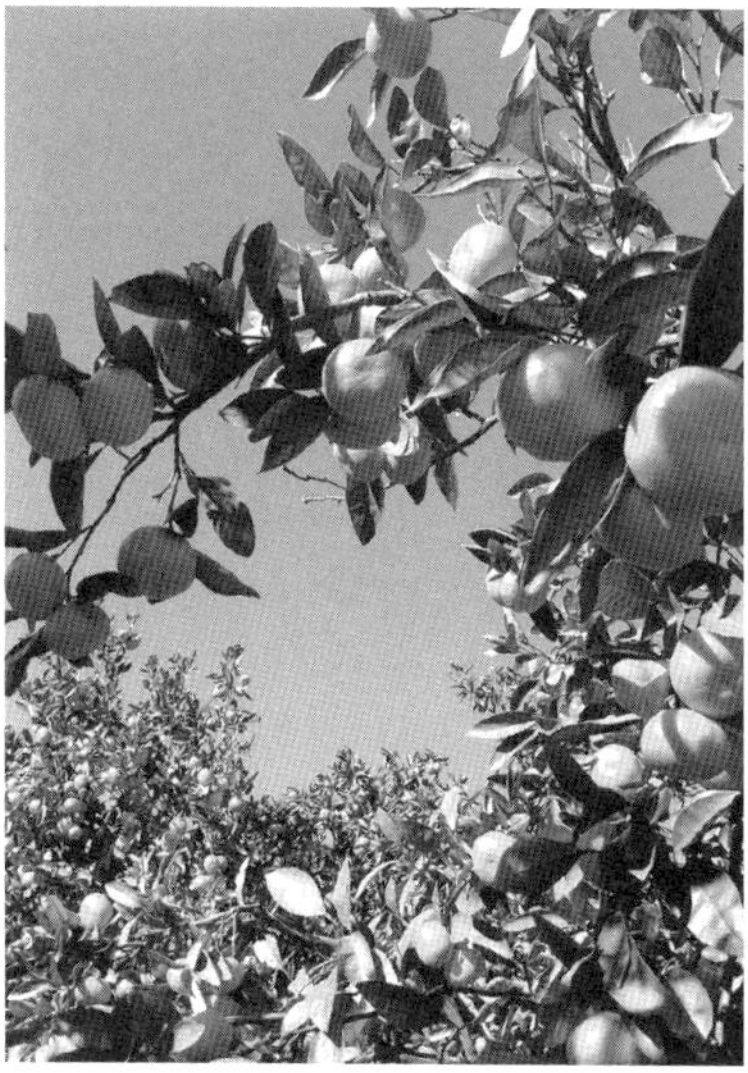

さつに訪れてくれました。感謝の気持ちを伝えられ、「行かないで！」と引き留めてくれる人もいました。

引っ越し当日、荷物を積み終え、トラックが出発する頃、自宅と診療所の間の広い駐車場に住民の人々がぎっしり集まっていました。出発後も沿道にたくさんの人が出て、手を振ってくれました。野福峠を上がったとき、峠の沿道から見送ってくれた人もいました。みんなにお札を言いながら、目は涙でいっぱいになりました。

「こんなに感謝してくれてありがとうございました。本当にありがとう、俵津の皆さん！」

俵津診療所で私は医師として、一人の人間としても大きく成長できました。今でも地域を丸ごと診ることは地域医療の理想だと思っています。

第二章

在宅医療にかける思い

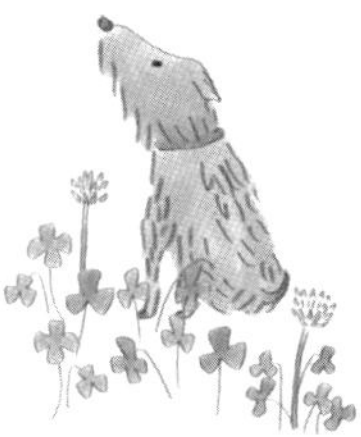

1 あえて在宅医療にこだわります！

医療には外来診療、入院、在宅医療の三つの形態があり、入院、在宅医療、外来診療の順にコストがかかります。在宅医療は誰でも対象となるわけではありません。障がいや病気を持っていて、通院することが困難な方が在宅医療の適応となります。

患者さんは検査や治療を行うために入院します。病院には医師や看護師がいて、呼べばいつでも病室に来てくれます。病気の時は安心ですが、病状が落ち着いてくると、家族とも自由に会えず、自分のやりたいこともできないと気付きます。

例えば、末期がんなどでもう治療ができないことがわかったとき、家に帰りたいという気持ちが芽生えてきます。在宅医療とは、患者さんが自分の住み慣れた家で、思い思いの生活を落ち着いて送れるように、地域社会と連携しながらお手伝いしていく医療です。

そのために、私たちはこれからも在宅医療にこだわっていきたいと考えています。

2 地域に必要とされること

私がへき地医療から在宅医療に転身しようとしたとき、生まれ育った松山の地で開業したいと思いました。明浜町（現・西予市）の俵津診療所で地域を丸ごと診る地域医療を実践し、住民の方に喜んでいただけたことが本当にうれしく、大きな自信にもなりました。そして、故郷・松山に戻り、最高の在宅医療を提供しようと決心したのです。

二〇〇〇年十月、松山市久万ノ台の小さな事務所で在宅医療専門「たんぽぽクリニック」をスタートさせました。交通の便から久万ノ台に事務所を構えました。当時、在宅医療専門クリニックは全国的にも珍しく、愛媛県で初めてでした。医師は私一人、看護師一人、事務員二人。最初はたった四人で、地域に根差した在宅医療に取り組みました。二〇〇二年五月、医療法人「ゆうの森」を開設し、訪問看護や介護支援などの事業も拡大させました。

二〇〇三年一月、スタッフの増加に伴い、クリニックを新築移転。その時、自分の生まれ育った小学校区への移転を思い付きましたが、昔から私のことをよく知っている人たち

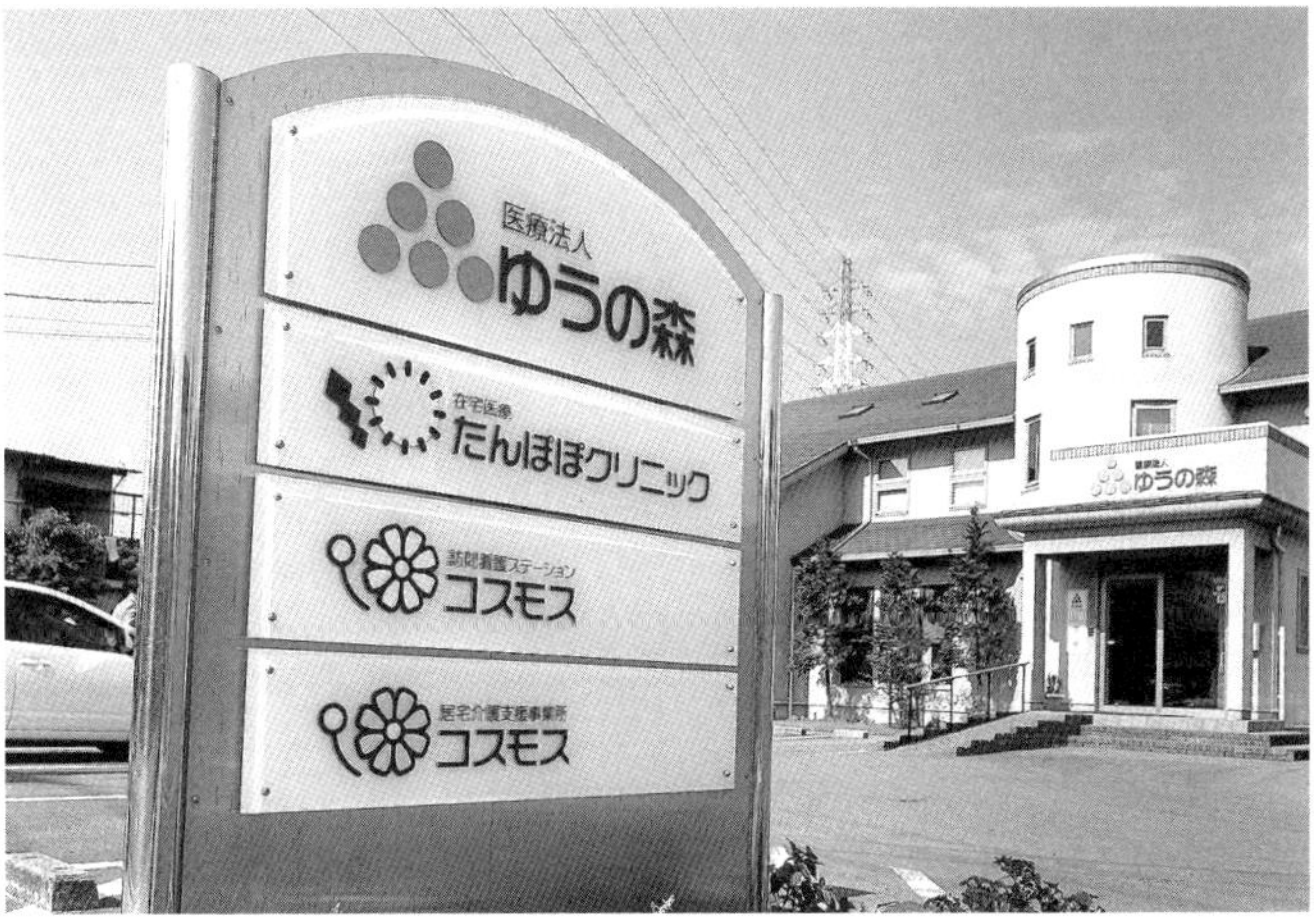

松山市別府町に移転したゆうの森

に在宅医療で貢献したいという思いと、反対に知っている人たちだけにやりにくい部分が多々あるのではないかという思いで悩みました。しかし、やはり生まれ育った地域の人たちに喜んでほしいという思いが強く、現在の味生《みぶ》小学校区（別府《べふ》町）に移転しました。

この地域に開業してから、私が子どもの頃から顔なじみである近所のおじさんやおばさん、おじいちゃん、おばあちゃん、また小学校の同級生のお母さんなど、在宅医療を必要としていた方々にとても喜んでもらっています。「あの永井さんとこのボクがねえ……」と言われながら、訪問を楽しみに待ってくれている姿を見ると、非常にやりがいが湧いてきます。自分が生まれ育った地域の人に必要とされ、在宅医療を必要とする多くの方を看取《みと》ることができて、この地域に開業して本当に良かったと思います。

「地域の人に必要とされること」。それが私たちの仕事のやりがいであり、自分たちの生きがい、そして在宅医療を行う大きなモチベーションとなるのです。

3 たんぽぽの種

四月は入学、進学の季節です。在宅医療専門クリニックも四月の開業が多いようです。最近、在宅医療を志す医師たちや専門クリニックの数は全国で増えています。

在宅医療専門クリニックの開業のために、全国から多くの医師や看護師など、多職種の方がたんぽぽクリニックを訪れ、二日から三日間、見学や研修をしています。当院ではその期間、全体ミーティングの見学から始まり、訪問診療や訪問看護に同行してもらいます。当院の診療や看護の在り方、当番システムや事務のシステムについて担当者が説明します。

専門クリニックの役割と使命や当院の理念を講義したり、経営や人事管理などについても助言します。当院に見学や研修に来て、開業された先生方は皆さん、それぞれの地域で各ニーズに応え、成功されているようです。

見学に来られたある看護師さんから、「先生、たんぽぽの職員さんたちは皆さん、自分の仕事もあるのに、私たちのためにこんなに時間を割いて、一生懸命説明してくださり本当にありがたいことです。皆さんのモチベーションはどこから来るのでしょうか？　そして、こんなに在宅医療のノウハウを無償で提供しても大丈夫なのですか？」と質問がありました。

私たちは日々の仕事で、目の前の患者さんが私たちを必要としてくれることを目標にし

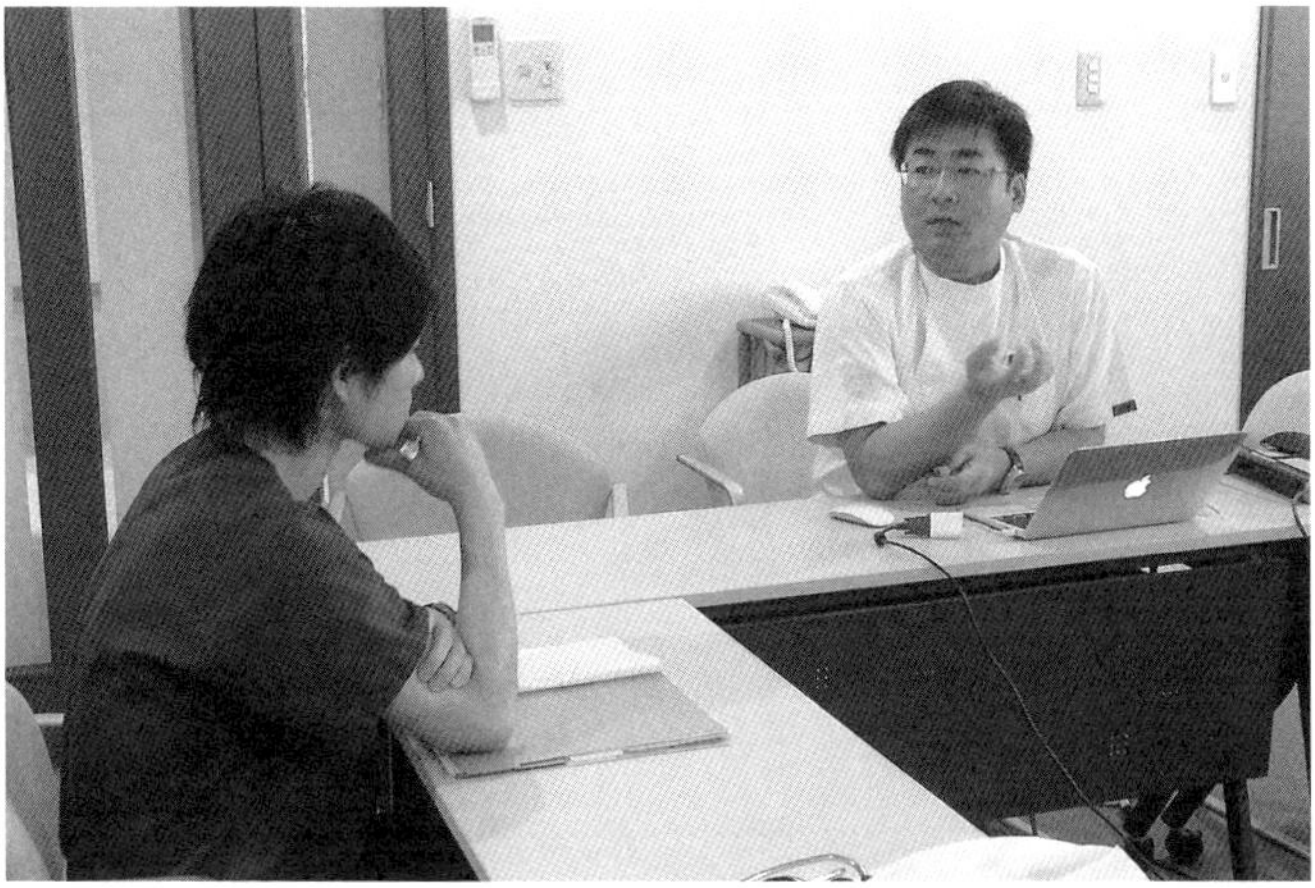

研修に訪れた医師に説明する著者（右）

ています。しかし、松山地域の患者さんだけではなく、全国で在宅医療を必要としている患者さんにも良い医療を受けてほしいと願っています。私たちが行けない分、見学や研修に来られる皆さんに、私たちのノウハウを生かして、良い在宅医療を実践していただきたいと思っています。そうして全国の多くの人たちのお役に立ち、必要とされることが、私たちの生きがいとなり、仕事の意欲につながるのです。

見学や研修に来られた皆さんが、全国で在宅医療の〝たんぽぽの種〟をまき、成長させてくださることが何よりの喜びです。

4 地域医療の疲弊と医師不足

現在、地域医療の疲弊と医師不足が問題になっています。医師不足は基本的には、二〇〇四年四月から導入された新医師臨床研修制度が大きな弊害となっていると言われています。臨床研修制度の変更は明らかなターニングポイントですが、「新医師臨床研修制度がで

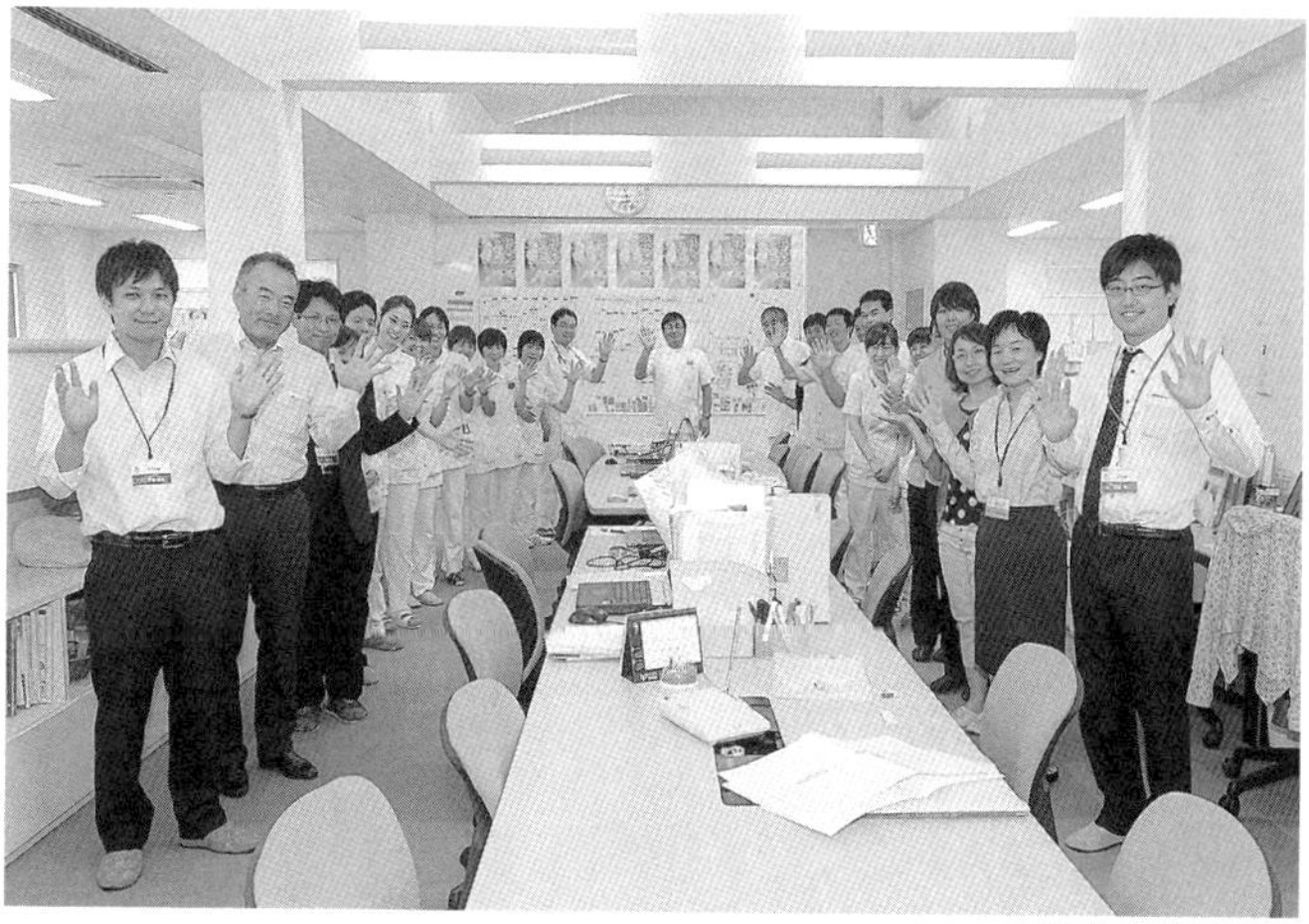

ゆうの森には多くの職員が集まる

きたから悪い」と安易に結論づけるべきではありません。『白い巨塔』（山崎豊子の長編小説で、映画やドラマにもなった）のような封建的な医局制度がいまだに存在しているところもあります。現在の問題は、これまでの医局制度の制度疲労が招いている部分も多分にあります。以前の大学病院の医局は、黙っていても卒業する医学生がどんどん入ってきていたため、研修医の教育について真剣に取り組んでこなかったのかもしれません。最近では、研修医が臨床研修場所として、大学病院ではなく、大都市の基幹病院を選んでいるのが現状です。

公立病院も、大学病院の医局におんぶにだっこの状態です。医師が医療に専念でき、この職場で働きたいと思う環境づくりや、医師を募集するノウハウを身に付けないままでいたのです。つまり、医師確保の努力をしていないが故に、医師不足を招いているような気がします。

年々、医学部を卒業する学生が大学病院の医局に残る率が低くなると同時に、中堅の医師が医局を離れる率が高くなっています。医局による医師派遣だけに頼るのではなく、各病院で魅力ある職場づくりをすれば、医局に属していない医師からの問い合わせも増えてくるのではないかと思うのです。

現にゆうの森には、常時、医師からの問い合わせがあります。医師が疲弊せずに長続きする環境で、自分たちが目指す医療に専念できる体制をつくれば、医師は集まってくるのではないでしょうか。

各地で地域医療の崩壊が叫ばれていますが、地域医療を再生させるキーポイントは、医療機能の分化と連携、そして在宅医療だと考えています。病院医療がより入院機能に特化し、開業医が外来機能の役割を果たし、地域の在宅医療を充実させる体制を整備する必要があります。それぞれの専門性を生かした機能分化と、役割分担の連携を行うことで、地域医療の再生への道が開けると思います。

病院での看取りが八〇%を超える時代ですが、家で看取ってほしいという人や家で療養したいという人を自宅に帰してあげれば、病院の疲弊も少なくなっていきます。在宅で最期まで看取る選択肢がある地域づくりを行うことが、今後は医療費の効率化の点でも必要だと私は考えています。

これまで専門医療を発展させ、「治す医療」を追求してきた日本の医療ですが、今後はたとえ治せなかったとしても、患者さんを「支える医療」が求められるでしょう。在宅医療は「支える医療」の重要なキーワードになると思います。そして、地方の公立病院が、地域医療のビジョンを掲げ、医局に頼らない医師募集の方法を身に付けることを切に望みます。

5 良い医療を長続きさせること

私が俵津診療所で地域医療を行っていたとき、外来をしながら、三十から四十人の在宅患者さんを診て、地域住民の約三分の一を自宅で看取っていました。私が俵津を去った後、診療所には往診をしない医師が赴任したので、在宅の患者さんはゼロになってしまいました。いくら一人の医師が良い医療を目指して取り組んでいても、医師が変わって継続できないのでは意味がないと身に染みて感じました。ただ、医師も人間です。自分の生活や家族や人生を犠牲にして、奉仕しろと言われても難しいでしょう。そして、自らの犠牲をいとわない、スーパー医師だけにしかできない医療では広がっていきません。普通の医師が、生活や家族を大切にし、人生を楽しみながら良い医療を継続できることが理想です。

在宅医療やへき地医療では、各地域で一人の医師が二十四時間対応しているのが現状です。その医師たちの多くは、負担軽減の工夫をしながら、一人でも継続できる医療を行っています。それでも、二十四時間対応するためには、いつ電話がかかってくるかもしれないというストレスとの闘いとなります。仕事から離れて休む時間があるだけで、次の仕事への意欲につながります。自分の用事があるときだけ他の医師に頼むのではなく、日頃から十分な情報を共有して、常時、当番制を行うシステムがもっと全国に広がっていくようにしなければならないと思っています。

そのためには患者さんのニーズに応えられる体制を構築するとともに、医療従事者の負担を軽減させ、良い医療を長く続けられるようにすることが重要です。

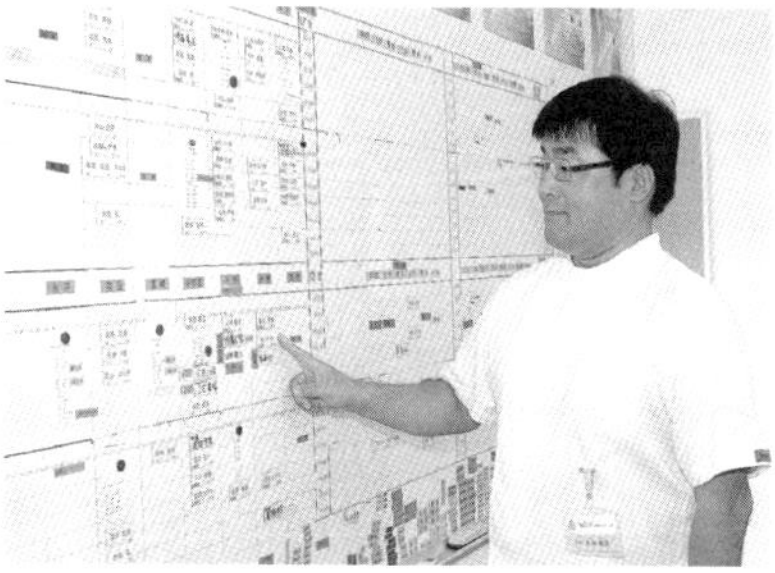

各スタッフのスケジュールを書き込んだボード

スタッフ間でしっかりと情報を共有して治療方針を統一

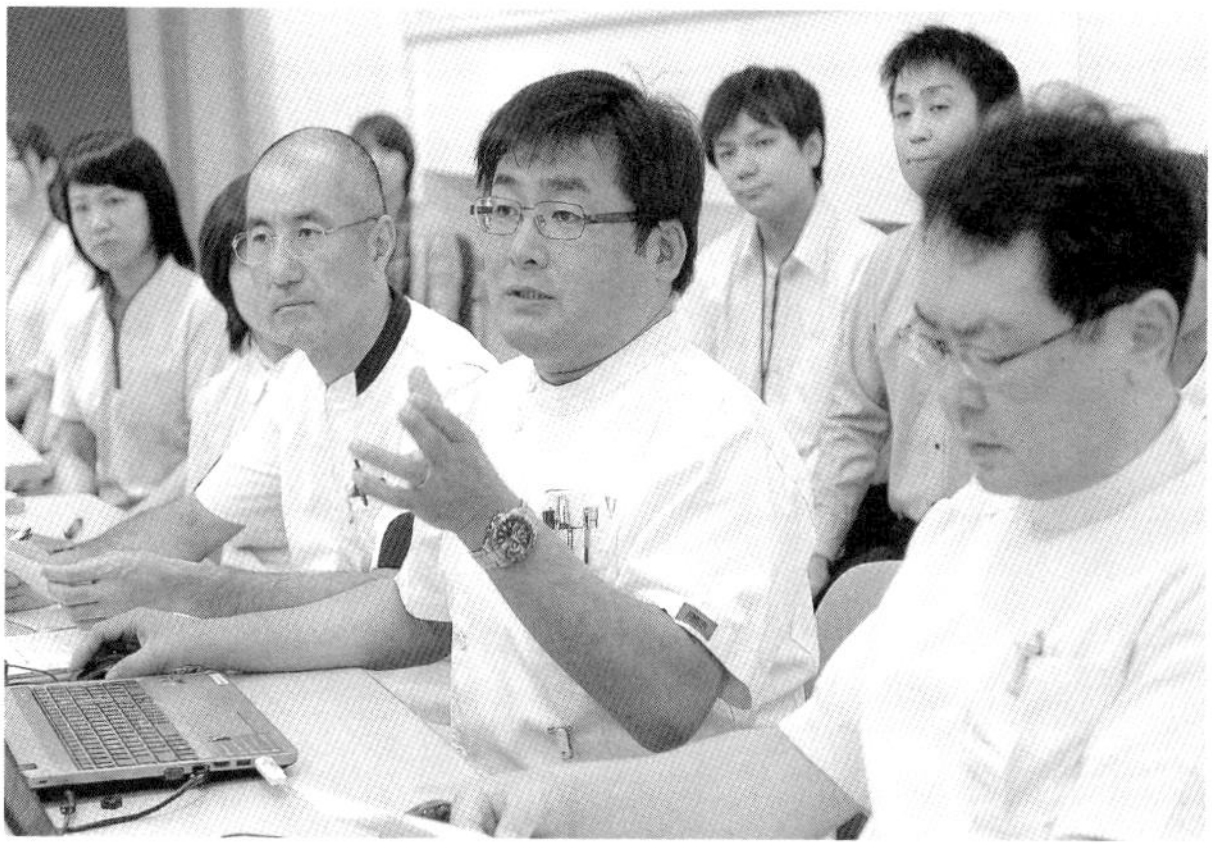

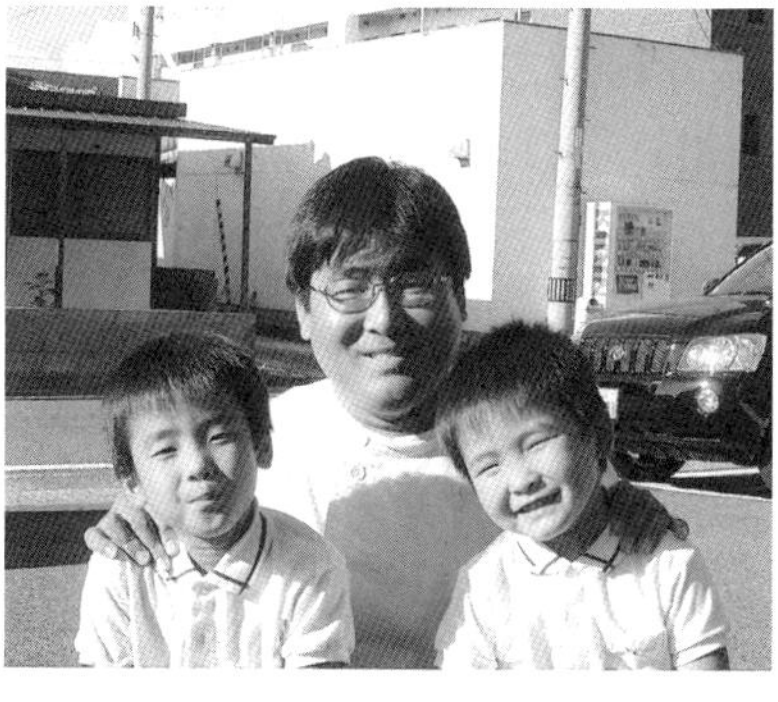

きちんとしたシステム構築で子どもたちと充実した日々を送る著者

6 キュアからケアへ

「To cure sometimes, to relieve often, to comfort always」
（時に癒やし、しばしば苦痛を和らげ、常に慰める）

　これは、十六世紀のフランスの外科医、アンブロワーズ・パレの言葉とされています。もう少し言葉を付け加えると「医師は病気を時々しか治すことはできません。けれども、医師はしばしば患者の症状を取ってあげることができます。そして医師が患者を慰めることはいつでも可能です」という意味です。

　現代医学では、患者さんが亡くなることは医療従事者の敗北だと考えられてきました。先輩の医師からは全力を尽くして命を救えと教わりました。ずっと医療は治す（cure《キュア》）ことが主な目的だったのです。

　一般的に患者さんは、機械の修理のように人間の体を元通りに治すことを期待します。医療従事者も「cure」を目指し、苦痛な症状を取ること（relieve）や慰めること（comfort）

が二の次になってきたのです。

医師が病気を治したとしても、この世に生を受けた人間は必ず亡くなります。医師が命を助けたとしても、重い障がいが残る場合も多くあります。医師が病気を解明し、診断し、治療し、元通りに「cure」することは限られているのです。

しかし、進化した現代医学は症状の大多数を取り除くことができます。そして、医療従事者が患者さんに寄り添い、気持ちを慰めることはいつでも可能なのです。

たんぽぽクリニックでは、臨死期を迎えた患者さんやご家族に対して、無理に最期まで「cure」を押し付けるのではなく、できる限り症状を取って楽にしてあげて、患者さんや

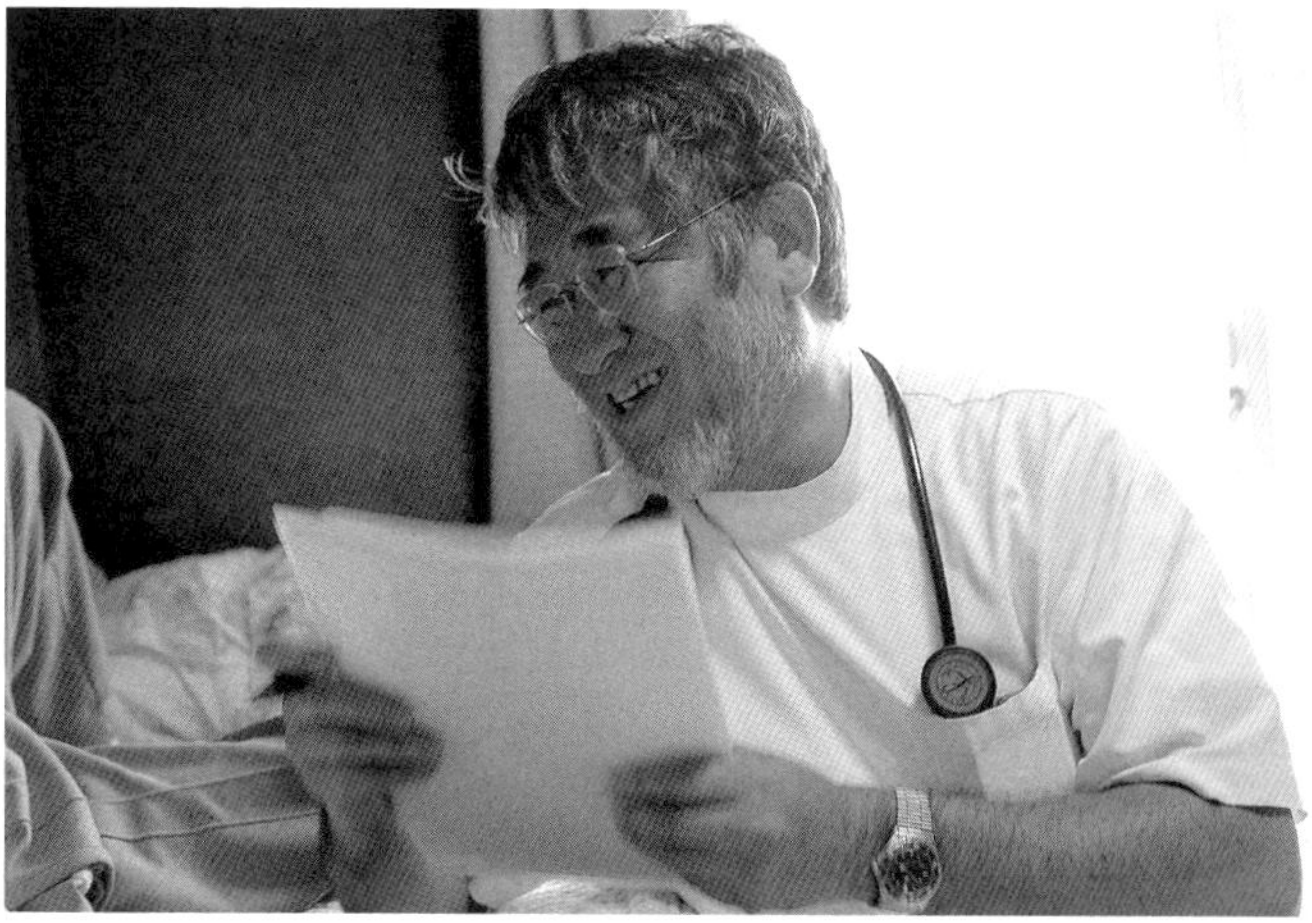

患者さんの気持ちにより添いながら診療する医師

家族のそばにいて、気持ちに寄り添うような「care《ケア》＝お世話」を目指しています。

私は医療従事者として、圧倒的な自然の力にかなわない人間の無力さを実感し、限界をわきまえた上で、それでも患者さんの力になるため、パレの言葉を常に忘れないようにしています。

そして在宅医療を行えば行うほど、この言葉の持つ意味を噛《か》みしめることになるのです。

7 正常な死の過程

人は、亡くなる前に食事が取れなくなります。その後、脱水状態となり、徐々に眠くなる時間が増えて、ＡＤＬ（日常生活の動作）が低下していきます。これは子どもの成長の逆と考えればわかりやすいでしょう。新生児は寝返りも打つことができません。介護保険で言えば要介護５に相当します。次第に食事の量が増え、起きている時間が長くなり、成長とともに介護度が減っていきます。人の終末期はこの逆です。

食べられなくなったとき、無理に点滴をするのではなく、自然に脱水症状にするほうが体が楽であるのは、体内で水分を処理できなくなっているからです。このような状態で点滴をして強制的に水分や栄養を入れていくと、体がむくんだり、腹水がたまったり、痰《たん》が出たりして、かえって体に負担がかかります。

ですから私は、患者さんや家族に「体で処理できなくなったら、できるだけ脱水気味にして自然に看ていくのが最期を楽にする方法ですよ」と説明しています。死は病気ではないので、体の状況に合ったちょうどよい傾眠、ＡＤＬ、そして食事により、呼吸も穏やかに最期を迎えることができると考えています。

幕末の頃、人生五十年の時代に今のような病院や点滴はありませんでした。だんだんと食欲がなくなり、弱って、歩けなくなって床に伏せるようになっていきました。食事が取れず、自然に脱水状態になって、眠るように亡くなっていったのです。そこには、在宅医療も点滴も吸引器も在宅酸素もなかったことでしょう。でも、その頃はみんな自宅で最期を迎えていたのです。

生まれることと死ぬことは病気ではありません。人類の歴史の中で、亡くなる前に点滴をするのは、日本とごく限られた先進国のここ何十年かだけです。それ以外はみんな、自然に生まれ自然に死んでいっているのです。それは生物の宿命なのです。

8 「在宅専門なんて成り立たないよ！」

開業当初、愛媛県で初めての在宅医療専門クリニックということもあり、周囲から注目されていました。

「在宅専門なんて成り立つわけないから、開業するのはやめておきなさい！」「在宅だけやるなんて、医者としてはどうかな」「医療は細切れにするものではなく、継続性が大事だ。在宅は外来や入院の延長で診ていくもので、在宅だけ専門で診るなんてどうかしてる」などと、最初は在宅医療専門の是非について、周りからいろいろと言われたものでした。

私はそれまで、へき地医療で一般外来から往診まで行い、子どもからお年寄りまで地域を丸ごと診る素晴らしさを実感してきました。地域の皆さんに信頼されて、最高のやりがいがありました。それでもあえて在宅医療専門の道を選んだのは、在宅医療に特化しないと、本物の在宅医療ができないと感じたからです。外来と並行して中途半端にやるのだったら、既存の開業医の方々と変わりません。私がやりたかったのは、本物の在宅医療です。不安はありましたが、絶対に必要性があると自分の道を突き進みました。

　私たちは「在宅医療に特化しなければできないことがある」と考えています。決してそれぞれの診療スタイルを否定しているわけではありません。地域の中でさまざまな診療スタイルの医療機関があり、患者さんがそれを自分で選択できる環境が大切なのではないでしょうか。

　私たちでしか診ることができない患者さんを診て、私たちを必要としてくれる患者さんや家族の期待に応えたいと思っています。

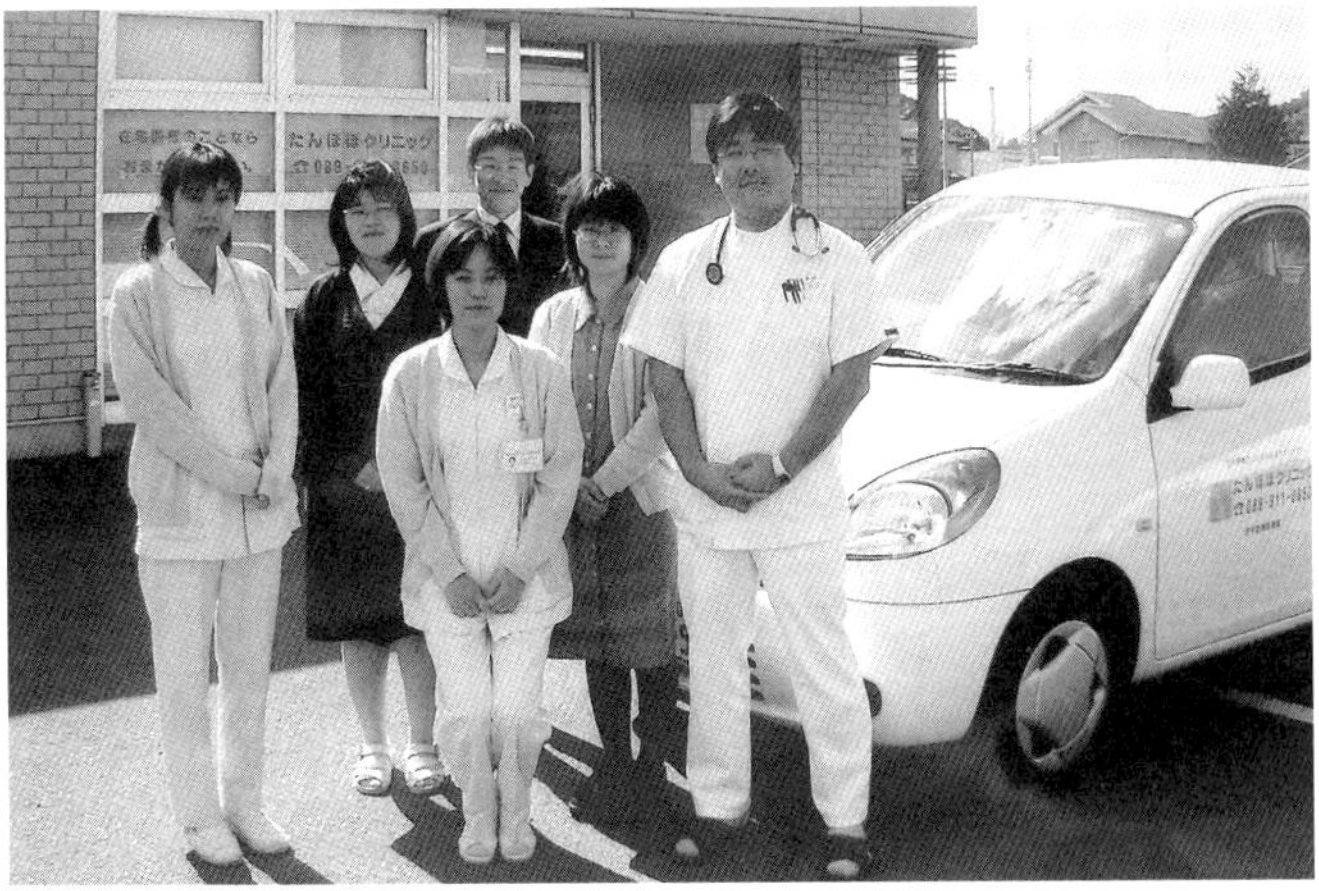

開業当初、松山市久万ノ台にあったたんぽぽクリニック

9 在宅医療はすき間医療

在宅医療をしていて、「近隣の開業医の先生と競合しませんか?」とよく聞かれます。答えは「ノー」です。

ある在宅医療を行うクリニックでは、周りに敵を作らないために、今かかっている開業医に不満を持つ患者さんの紹介は受けないそうです。患者さんは医師の持ち物なのでしょうか? 患者さんは主治医を変えることができないのでしょうか? もちろんそんなことはありません。それは患者さん本位の医療ではないと思います。何よりその患者さんが不幸になります。主治医は患者さん自身が選ぶべきものです。

患者さんは通常、在宅医療が必要となる前は、病院や診療所に入院もしくは通院しています。ほとんどは自分が信頼している主治医にかかっています。

不幸にして、病気の後に障がいが残ったとしても、そのまま主治医が在宅医療を継続してくれるなら、患者さんは迷う必要はないでしょう。その主治医に在宅医療を依頼すれば、私たちの出番はありません。

しかし、主治医が往診できなかったり、医療処置や看取りに対応できなかったり、二十四時間対応ができなかったりして、質の高い在宅医療が提供できない場合に初めて私たちに依頼が来るのです。軽症の患者さんで、主治医がそのまま在宅医療も継続できる場合は、それをお勧めします。つまり、専門クリニックとしての在宅医療は、主治医が十分に対応できない重症の在宅患者さんを診るというすき間医療なのです。

たんぽぽクリニックを開く前から、外来をしながら在宅医療を行っている開業医の方々はたくさんおられました。しかし、外来の患者さんを待たせては十分な往診ができず、重症で頻繁に往診が必要な患者さんを診ることは困難でした。

開業以来、神経難病の聴覚障がい者、アルコール依存症の人、統合失調症のがん末期者、入院や他の在宅医療でうまくいかなかったケースなど、多くの患者さんを紹介していただきました。

私たちはどんな患者さんに対しても、「私たち以外に診ることができる医療機関はない」という使命を持って、地域の「最後の砦《とりで》」として役割を果たしていきたいと考えています。

最後の砦として
在宅医療専門クリニック
だからこその使命がある

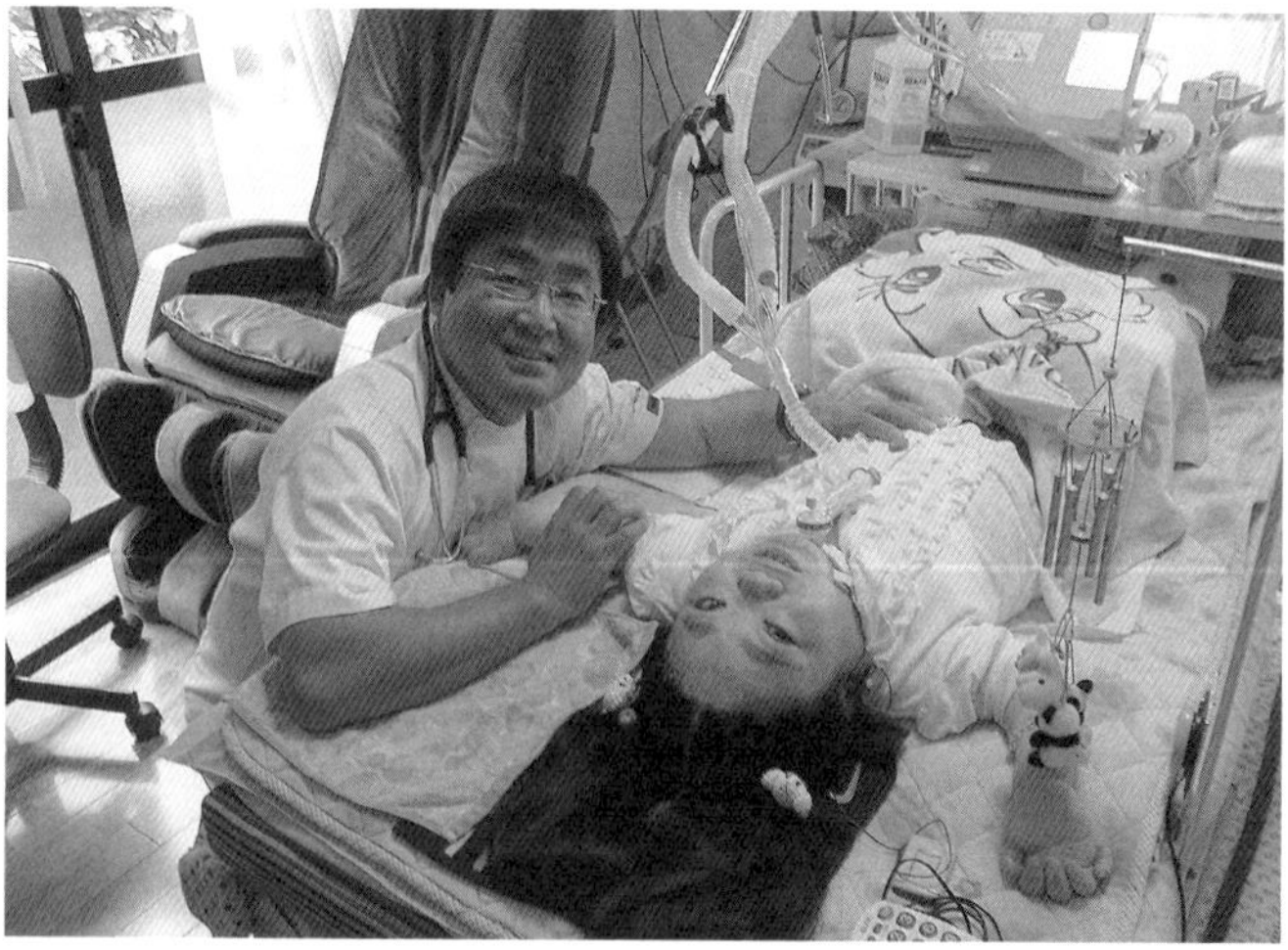

在宅医療専門の私たちが診なければ、
他に診られるところはないという
自負を持って……

10 出前医者!?

開業して間もない頃、ある患者さんのご主人に当院のシステムを説明していたときのことです。「出前医者か！　面白いとこに目を付けたな！　これからニーズがあるで！」と言われました。「出前医者」と言われたとき、最初は違和感がありましたが、よく考えてみると「出前医者」というのは味があって悪くないなと今は気に入っています。

医者の出前なので偉そうぶらず、サービス精神旺盛で、療養のお手伝いをするような感じに聞こえます。「出前」のように患者さんの求めに応じて、気軽に往診する雰囲気もあります。まさに、在宅医療をする医師にはうってつけの言葉で、私たちは在宅医療をする上で、この「出前医者」の概念を目指すべきなのではないかとさえ思うようになっています。

また、二十四時間対応の話をするときに「二十四時間三六五日の対応はしますが、そば屋の出前のようにいつも準備をして待っているわけではありませんので、往診までに一定の時間はかかります」という説明でも、「出前」の言葉は役立っています。

11 患者を増やす方法

当院に取材や見学に来られた方々に、「どうすれば患者さんを増やすことができるのですか？」と質問されます。そんな時、私は「一人一人の患者さんをきちんと診ていくこと以外に方法はありません」とお答えしています。

そう答えながらも、実は患者さんを増やす方法は存在します。

一つ目は、クリニックの特徴を出すことです。在宅医療に特化していること、二十四時間対応していること、重症の患者さんや看取りにも対応していることなど、地域の他のクリニックとの違いをしっかりと打ち出します。また、地域の中で弱い分野（例えば小児や人工呼吸器使用者、神経難病の患者さんの在宅医療など）への対応ができると、地域全体の在宅医療レベルを上げることができます。

それぞれの地域で、何が求められているのかを的確に見極め、そのニーズに対応できる特徴を示さなければなりません。「他院で診ない患者さんを診る」という意識が大切なのです。

二つ目は、そのようなクリニックの特長を認知させることです。せっかく得意分野を持っていても、それを地域の人々に知ってもらえなければ意味がありません。

ホームページ、パンフレット、院内新聞など、自分たちの活動や特長を知ってもらうツールを用意して、告知活動を行っていくことが必要です。特にホームページを充実させることは重要です。ホームページは広くアピールできる最大の媒体です。時間と労力をかけ、しっかりとしたものを作成することをお勧めします。患者さんをはじめ、連携医療機関、ケアマネジャー、訪問看護師などもホームページをチェックして問い合わせをしてきますし、医師や看護師、事務などの良いスタッフを集める際も、ホームページが核のツールとなります。

三つ目は、一人一人の患者さんからネットワークを広げていくことです。一人の在宅患者さんには、病院の担当医や訪問看護師、ケアマネジャー、ホームヘルパー、デイサービスやショートステイのスタッフなど、さまざまな医療機関や在宅サービスの人々が関わっています。

例えば、入院患者さんが在宅医療へ移行する際には、病院と在宅医療・介護スタッフ間で速やかにケアカンファレンスを開き、連携を密にしなければなりません。患者さんの病状の変化や療養場所の変化ごとに、サービスや訪問頻度を見直しながら、最期は看取りまで行います。百人いれば百通りの療養のネットワークがある中で、一人一人の患者さんの多様性に応えながら、満足のいく療養をお手伝いしていくことが大切です。

患者さんに満足していただければ、関連する在宅医療・介護スタッフにも満足していただくことができ、さらに良いネットワークが広がっていくはずです。ですから、結局は「一人一人の患者さんをきちんと診ていくこと」が基本なのです。

12 「何かあればいつでも連絡してくださいね」

在宅医療では、患者さんの容態が悪くなったとき、病院と同じようにナースコールを押したらすぐに医師や看護師が駆けつけることはできません。しかし、状態が悪化したときに連絡が付かないようでは、重度の患者さんは在宅で療養できませんので、二十四時間連絡が付く体制は絶対に不可欠です。

ある知り合いの先生は、一人で百人以上の在宅の患者さんを何年も診ていました。私が「先

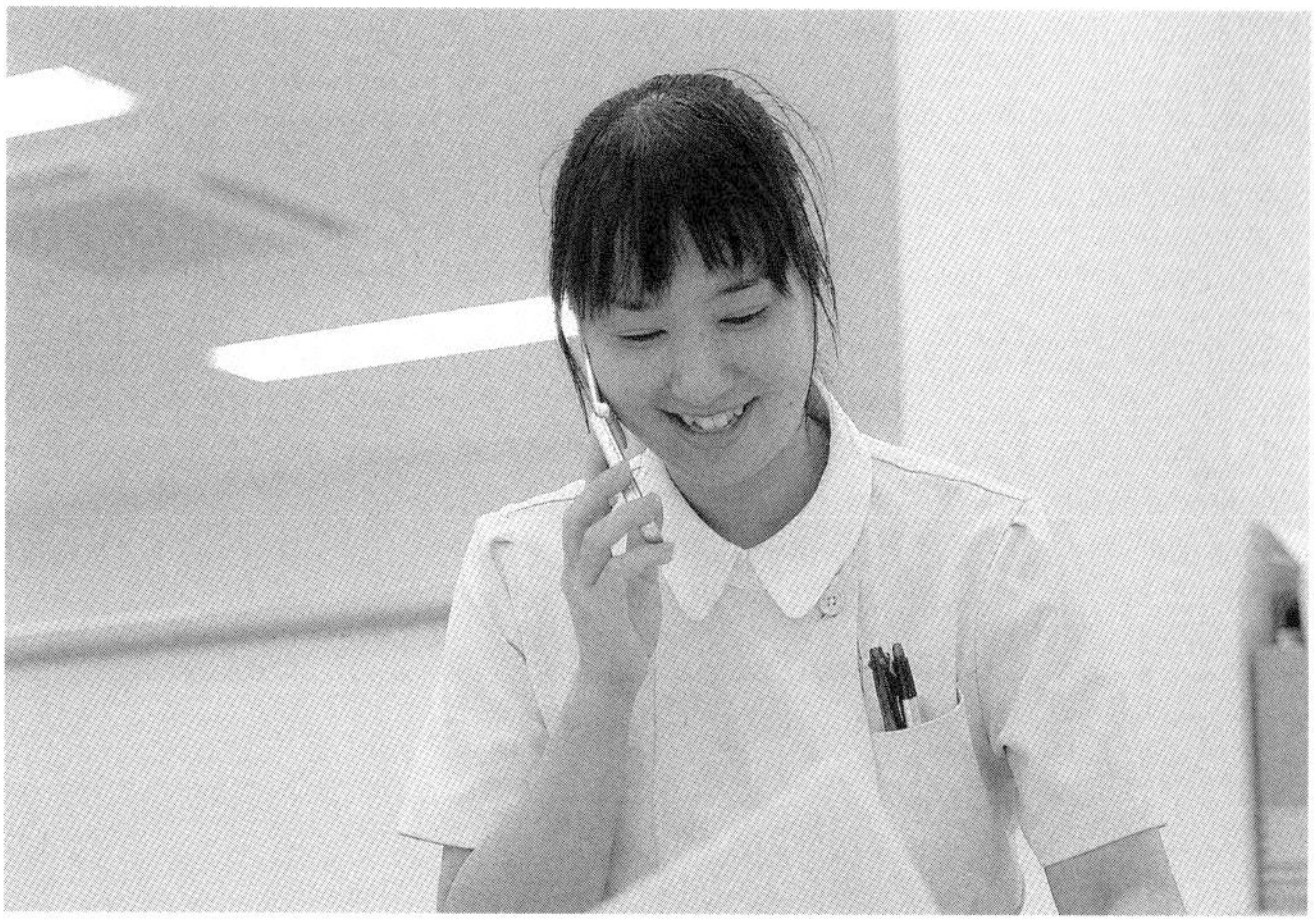

患者さんの急変にも電話で対応するスタッフ

生、一人で何年も二十四時間対応するのは大変でしょう?」とお聞きすると、「いや、ちゃんと工夫すればそんなに大変じゃないよ。調子が悪い人を夕方に訪問しておけば、夜は呼ばれないんだ。だから、夜の晩酌も毎日しているよ」とのことでした。確かに、昼間の訪問などをしっかりしておけば、夜間の呼び出しは格段に少なくなります。しかし、呼び出しがないからといって安心はできません。患者さんのほうが「あの先生は夜お酒を飲んでいるから、できるだけ呼ばないように」と気を遣っているのではないかとも勘ぐってしまいます。

また、別のクリニックでは医師と看護師が交互に夜間の当番をしているそうです。看護師が優秀なので、患者さんに何か状態の変化があっても、看護師の処置だけで済み、医師が行く必要がないそうです。しかし、患者さんや家族は医師に来てほしいと考えていることも当然あります。

患者さんの状態に変化があったとき、いつでも電話で相談でき、看護師でも医師でも必要とされたらいつでも訪問できるのがベストです。そして、それを職員が負担にならない範囲で、業務として行うシステムが確立できたときに初めて、「何かあればいつでも連絡してくださいね」と、自信を持って患者さんに声をかけることができるのです。私たちは、ずっと患者さんに自信を持ってそう言える組織でありたいと思っています。

13 在宅医療に必要なこと

在宅医療は、さまざまな患者さんや家族と関わっていきます。親密な関係を作っていかなければならないし、通常の病院での医療よりも踏み込んだ人間関係の構築が必要です。した

在宅医療に向く医師

○在宅医療を楽しいと思える
○社会人として常識がある（きちんとあいさつができる）
○患者さんの立場に立てる
○自然に看取ることの大切さを知っている
○無理に医療を施そうとしない（病院医療からの脱却）
○患者さんや在宅医療チームの人たちと柔軟性を持って関わることができる
○病気だけでなく生活、人、地域をみることができる

がって、誰とでもうまくやれなければなりません。これまでの私の経験からも、在宅医療をしっかりと継続している医師や看護師は、患者さんを選びません。患者さんからクレームがあって「もう来てほしくない」と言われたり、反対に医師や看護師のほうから「この患者さんは嫌だから担当から外してくれ」「あのケアマネジャーと働きたくない」と言うような人は、在宅医療に向きません。在宅医療に必要なのは誰とでもうまくやる柔軟性と協調性です。

もう一つ大事なことは、在宅医療を楽しいと思えることです。往診に呼ばれたとき、「また呼ばれた。しんどいなあ」という気持ちで行くか、「よし、行くぞ！」という気持ちで

あなたは在宅医に向いているか

以下の10項目の質問に○か×で答えてください。

- □(1) 必要があれば毎日でも訪問できる体制が取れる。
- □(2) いつでも連絡が付き、夜間や休日も往診できる体制が取れる。
- □(3) 自宅での看取りの時は、深夜であっても訪問する。
- □(4) 患者さんの自宅を訪問して家族と話をしたり、診療やマネジメントを行うことが楽しいと思う。
- □(5) 自宅で最期を迎えたいという患者さんや家族の希望に応えて、自宅での看取りを行うことに大きなやりがいを感じる。
- □(6) 医療を施すよりも、医療の限界を見極めながら、患者さんと家族の満足度を優先していける。
- □(7) 患者さんと家族に、常に選択肢を提示しながら、自己決定を支援し、満足度を高めることができる。
- □(8) 患者さんと家族の生活の維持や介護力、生活環境、人生観や価値観、生きがいなどに配慮することができる。
- □(9) 自分のできる医療をすべて施そうとせずに、在宅で「できること」と「するべきこと」は違うと理解し、実践できる。
- □(10) 医療を行うだけではなく、地域の社会資源を把握し、その力を引き出してネットワークを作り、連携していくことができる。

■結果判定

10項目すべて○	あなたは立派な在宅医になれるでしょう。積極的に在宅医療を行える環境を整えれば、必ずや在宅患者さんのニーズに応えられるでしょう。
8項目以上が○	あなたは在宅医の素質は十分にあります。24時間対応のシステムを整えるとともに、在宅医療は医師が患者さんに施すものではなく、患者さんの療養をお手伝いするものであるという意識を持ち、治す医療から支える医療への転換ができれば、患者さん主体の在宅医療を提供することができるようになるでしょう。
6項目以上が○	あなたは在宅医としては、まだまだ修業が必要です。自分自身が在宅医療を行うことが楽しいかどうか、検証が必要です。もし楽しいのであれば、在宅医療を積極的に行っている全国各地の医療機関の見学をお勧めします。
5項目未満が○	あなたはあまり在宅医に向いていないかもしれません。病院での専門医や外来・入院での医療など、在宅以外の医療をお勧めします。

行くかでは、患者さんへの対応は格段に変わります。患者さんや家族にもその気持ちは必ず伝わります。「往診に呼ばれて、喜ぶわけがない」という医師や看護師はまだまだ修業が足りません。往診に呼ばれれば、自分が必要とされていることに喜びを感じるはずです。往診に行った後に患者さんや家族が感謝してくれる姿を想像してみてください。必要とされることをやりがいに思えるようないい仕事をしたいものです。

14 無知は患者さんにとって罪

医療従事者の無知は、患者さんに対する罪だと思います。医療知識だけでなく、患者さんに必要な医療保険、介護保険、福祉制度にも精通し、患者さんをマネジメントできなければなりません。それがプロというものです。

以前、ある患者さんの初診に伺ったときのことです。その患者さんは、何年も前から寝たきり状態で胃ろう栄養（胃に小さな穴を開けて直接栄養を送る方法）をしているのに、障害者手帳を持っていませんでした。寝たきり状態となっている場合は、身体障害者の申請をすれば、身体障害者手帳が地方自治体から交付されます。二級以上であれば、地方自治体の重度心身障害者医療（重心医療）費助成制度を利用することができます。つまり、患者さんの医療費の負担がなくなるのです。これまでに最も長かった人で、十年前から身体障害者手帳を申請できた人がいました。

本来なら十年間分の医療費を負担しなくてもよかったのに、払い続けてきた患者さんと家族の気持ちを察すると気の毒でなりません。

在宅医療費は外来診療医療より割高です。在宅医療の適応になるのは、障がいがあり通院が困難な方がほとんどなので、寝たきり状態の場合が多いのです。つまり、多くの方が身体障害者手帳の対象となります。国や自治体の決めた一定の基準に則して、きちんと申請することが必要です。

ある医師に「障害者手帳は若年障がい者のための福祉制度で、高齢者のためにあるものではないので申請してはいけない。そんなことをしたら、福祉制度は崩壊する」と言われたことがあります。しかし、重心医療は加齢に伴う障がいであっても、きちんと認定され、福祉制度の恩恵を受けられます。そして、福祉制度は個人レベルで受給や供給の調整をするものではありません。そのような調整をするのは行政および政治がするべきものであるはずです。

私たちは、申請できる状態の人には情報をお伝えし、患者さんの負担が軽減されるようにしていくことを心がけています。重度の患者さんの医療費が公費負担となり、在宅医療を受け、自宅での看取りが増えれば、病院医療費よりは明らかに安く、社会保障費のトータルも少なくなるのです。

いくら医療従事者として高い技術を持っていたとしても、このように患者さんのマネジメントにおいて、重要な知識がなかったり、間違った見解を持っていたりして、患者さんや家族が不利益を被ることになってはいけません。医療従事者の無知は患者さんにとって罪なのです。

このことを肝に銘じて、私たちは医療のプロとしてしっかりとした知識を身に付けておかなければなりません。

15 これが私たちのスタンスです

たんぽぽクリニックでは、次のようなスタンスで在宅の患者さんに関わっています。

〈多様性を大切にする〉

在宅の患者さんが百人いれば百通りの療養があり、それぞれの家庭でルールややり方があります。当然、医療のプロとしてアドバイスはしますが、その中で患者さんの希望を最優先します。「療養はこうであるべき」と押し付けることはしないように心がけています。

〈在宅療養にこだわる〉

私たちの活動の場は患者さんの自宅です。私たちは「在宅」、つまり「患者さんが自宅にいる」ということにこだわり、病院ではできない医療がそこにあると信じています。

〈在宅療養のプロを目指す〉

前述のように、私たちは医療保険に限らず、介護保険や福祉制度などの在宅医療に関する制度にも精通した、在宅医療のプロを目指しています。ゆうの森では、在宅医療の知識をまとめた独自のテキストを毎年作成して、それを元に「在宅医療到達度試験」を職員に行ってきました。最初は在宅医療の知識がなかった職員たちも、次第に「知らないと恥ずかしい」という意識に変わりました。この試験は二〇一〇年、創立十周年を節目に、全国の在宅医療従事者が参加する全国在宅医療テストとなりました。

〈患者さんを人生の先輩と考える〉

私たちは、患者さんを人生の先輩と考えています。誰しも病気になり、療養が必要な時がきます。世話をする人・される人という関係ではなく、いつかは自分も通る道を患者さんが先に通っているという気持ちで関わっています。

〈患者さんの周りの方々もサポートする〉

在宅医療では、介護者が倒れてしまうと在宅療養の継続ができなくなってしまいます。

患者さんを
マネジメントできる
プロの医療従事者に

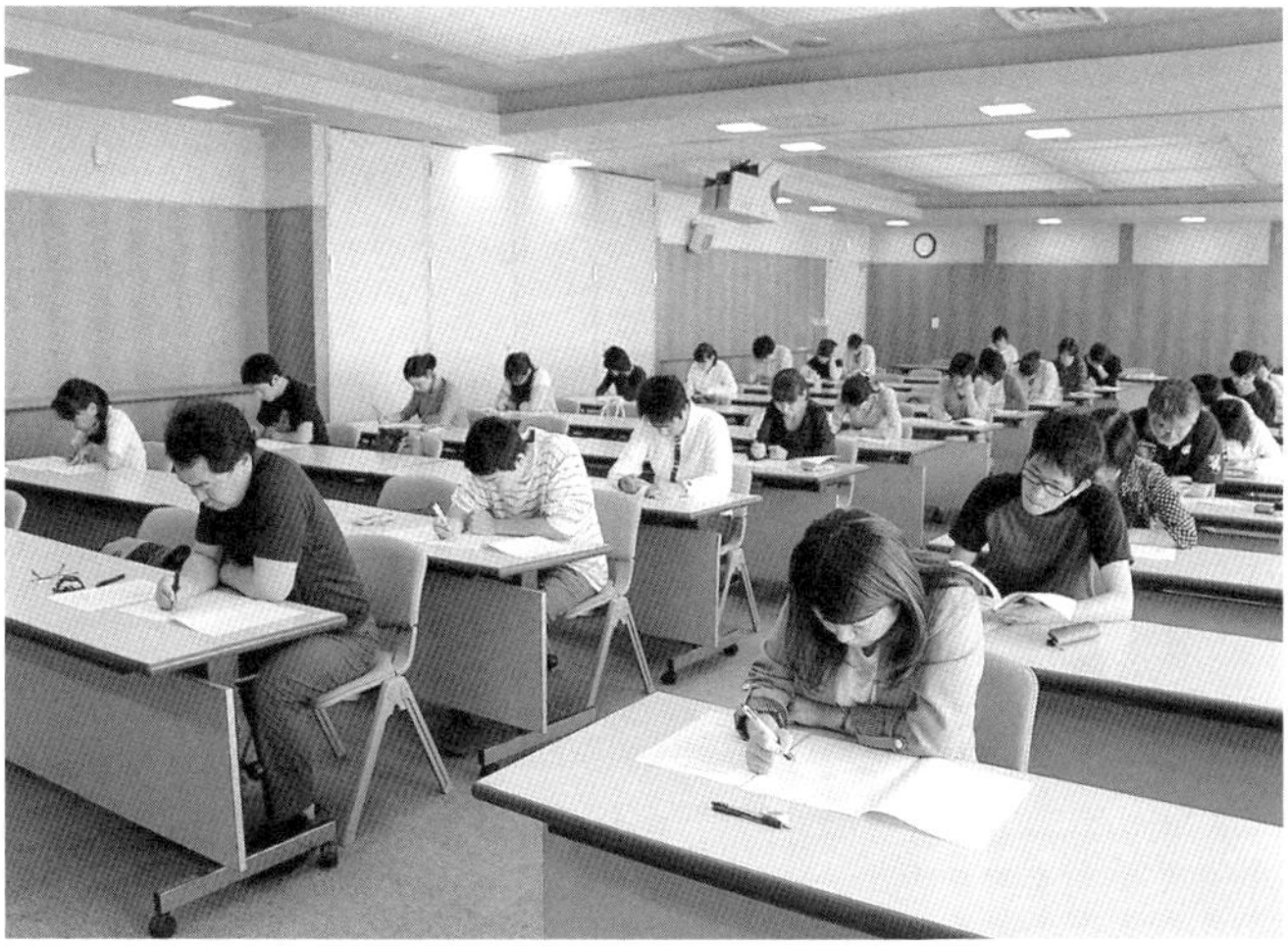

全国在宅医療テストに臨むゆうの森の職員

患者さんにとって医療従事者の無知は罪です。

医療知識だけでなく、患者さんに必要な医療保険、介護保険、福祉制度にも精通し、マネジメントできなければなりません。

それがプロというものです。

介護者が疲れたままでは、在宅療養の満足度は上がりません。患者さんだけでなく、その家族をはじめ、患者さんの療養を支えている人々もサポートします。

〈いつかは私たちも同じ道を歩む〉

そしていつか、私たちも患者さんと同じ道を歩みます。私たちが年老いて、あるいは病気をして在宅療養をしたいと考えたときに、胸を張って指名できるクリニックでありたいと考えています。

16 在宅医療はあいさつから

在宅医療は、患者さんの自宅を訪問する「生活の中の医療」です。病院と違って患者さんの生活の場なので、医療従事者である前に、一人の人間としてごく当たり前の対応が求められます。医療従事者というのは、医学や看護の知識は学んでも、あいさつや電話の対応、

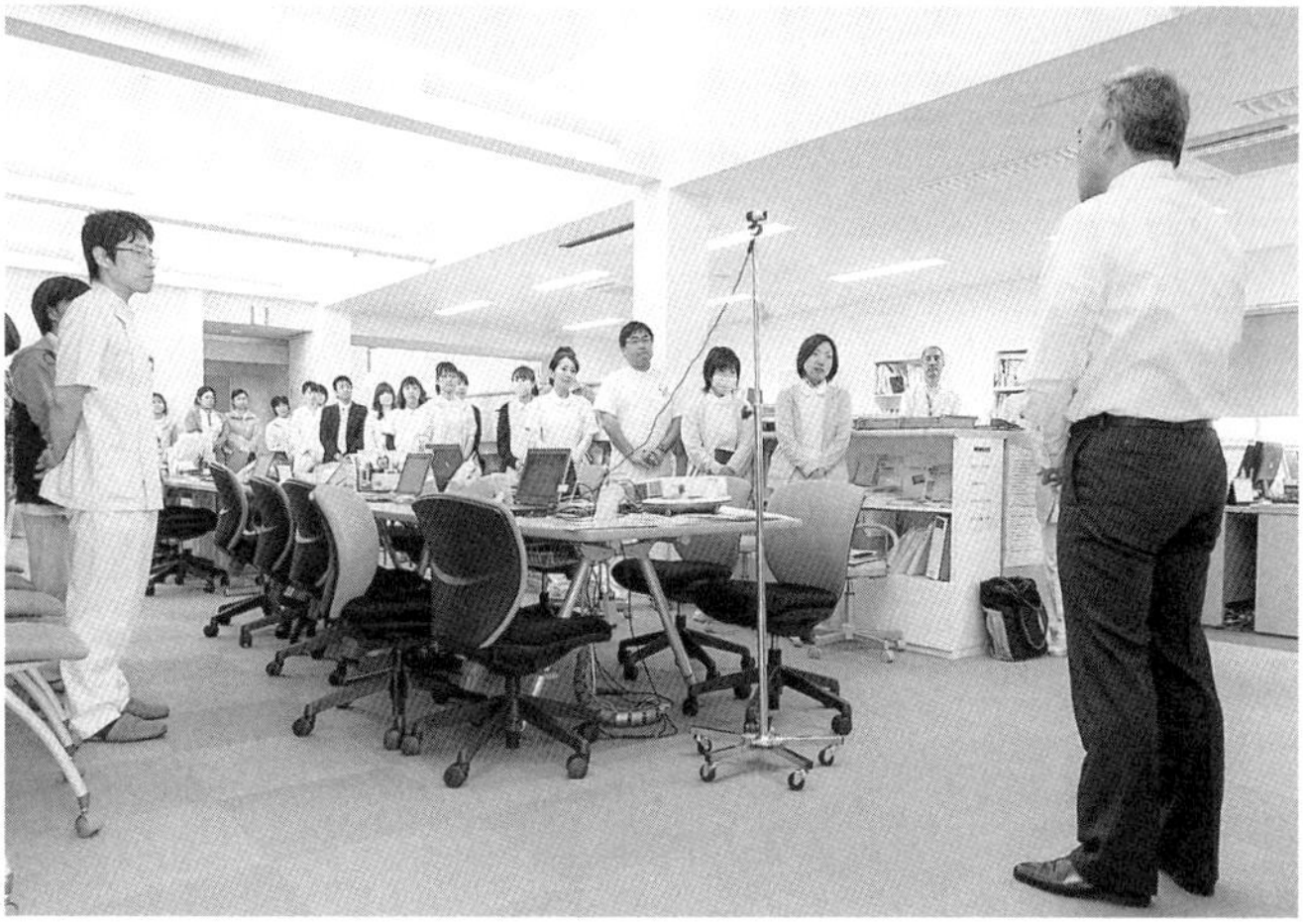

あいさつの練習をするゆうの森スタッフ

名刺の渡し方など、社会人としての基本的な接遇を学んでいません。病院での電話の対応でも、残念ながら基本的なあいさつができない人が多いのが現実です。外来で初めて会う患者さんにも、きちんとあいさつする医師は限られているでしょう。

しかし患者さんの自宅にお伺いしたときは話は別です。知らない人が名前も名乗らずに自分の家に上がってきたら、皆さんどう思うでしょうか？ 当然「この人は誰だろう？」と思いますよね。当院でも見学や研修、採用試験などで、多くの人が診療に同行しますが、きちんとあいさつできる人は半分にも満たないと思います。これだけで、在宅医療に向く人かどうかを第一段階で選別できます。

なぜなら、患者さんにあいさつしない人は、自分は医療従事者として患者さんより一段上に構えているからです。あいさつは人を人として認めるということです。自分が人より上だと思ったり、患者さんを治療の対象としか見ていないと、自分から自然とあいさつしないでしょう。

さらに在宅医療では、患者さんばかりでなく、患者さんを取り巻くさまざまな在宅サービスや医療機関などのスタッフたちとチームで関わり、連携しなければなりません。最初にあいさつして名刺交換をしたり、電話で話したときに名を名乗ったりすることは基本です。こうした基本的なこともできていない人が多いのが、残念ながら医師や看護師です。在宅医療はあいさつから始まると言っても過言ではないのです。

在宅医療に関わるスタッフの心構えとして以下のようなことが求められます。

・「在宅療養のお手伝いをさせていただいている」という意識を持つ（あくまで患者さんが主役で、患者さんのために医療はある）。
・病気を診るのではなくて、人を診る（生活背景を重視）。

・在宅医療は〝生活の中の医療〟であることを理解する（患者さんの生活の場で行われる）。
・訪問は「しんどいなあ」という意識ではなく、楽しいと思えるようにする（患者さんと家族に必要とされることをやりがいにする）。
・訪問して体調をチェックするだけではなく、患者さんや家族に何をもたらすことができるかを常に考える。
・患者さんの要望に応える（自己決定権の尊重、自己決定できる支援）。

また、スタッフに必要なマナーや患者さんとの接し方は以下の通りです。

・初めての時は名前を名乗り、簡単に自己紹介し、患者さんにきちんとあいさつをする。
・電話対応では必ず自分の名前を相手に告げ、責任を持って対応する。
・医療従事者である前に社会人としてのあいさつや常識を忘れない。
・患者さんの話をきちんと聞く。
・患者さんが話しやすい、何でも相談できる雰囲気づくりに努める。決して時間に追われているそぶりを見せてはならない。

・患者さんの疑問や質問に対して、誠意を持ってゆっくりとわかりやすい口調で説明する。
・決して怒らず、患者さんの家族の最も良き理解者になる。
・患者さんや家族との何気ない世間話や人生論など、健康以外の話もしっかり聞く。

17 褥瘡は治すもの？

褥瘡《じょくそう》とは、一般的に床ずれと呼ばれ、長期間、同じ姿勢で寝たきりになった場合、ベッドと体の接触部分（骨が突出している部分の

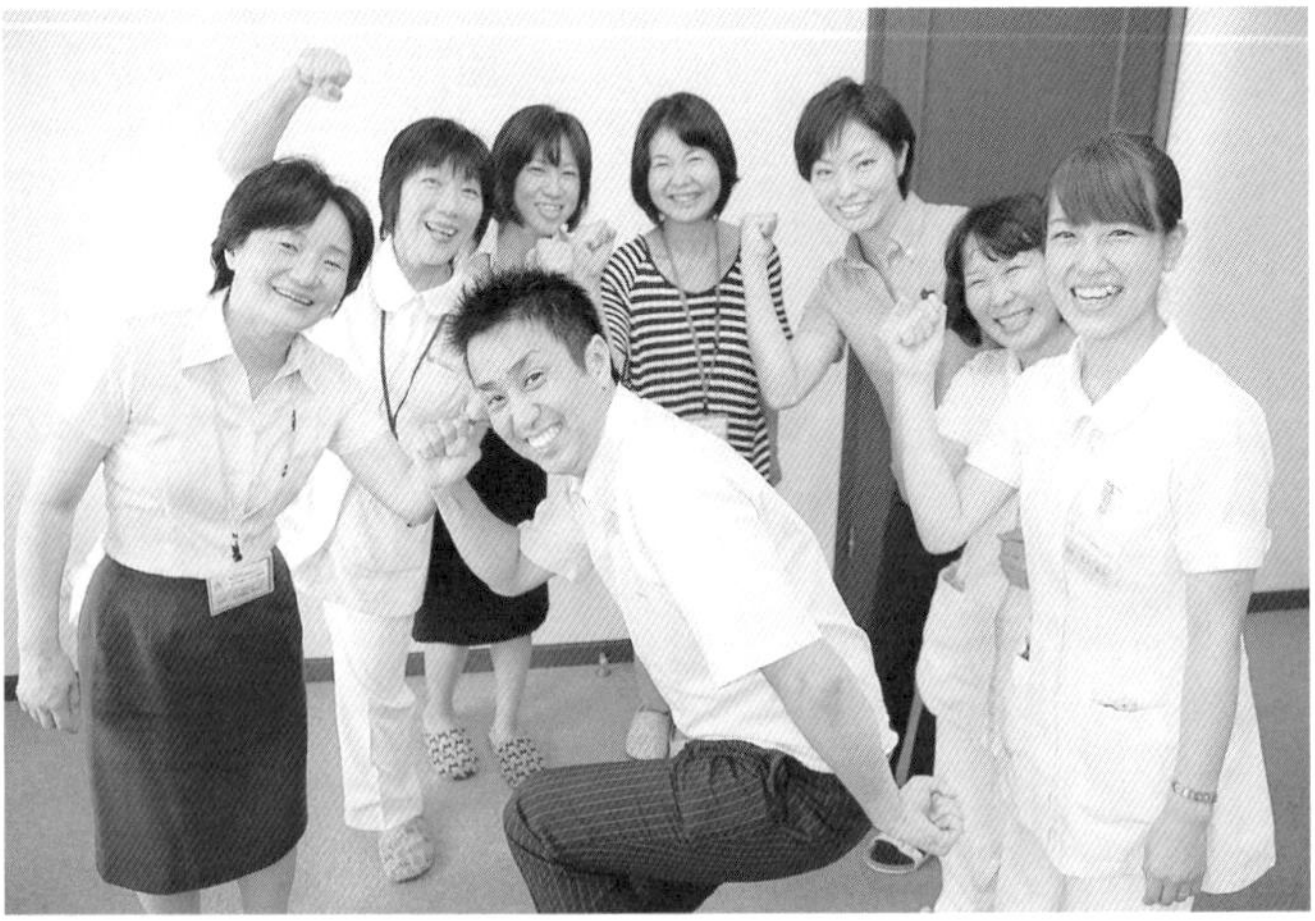

様々な職種で患者さんのご家族の疑問や不安をとり除くチーム体制

皮膚など）が血行不全となり、壊死《えし》状態になることです。

病院では、患者さんに褥瘡を作ること自体が恥とされ、できる限りの医療知識や方法を使って治すことに全力を注ぎます。褥瘡専門のチームが存在する病院もあり、高額な被覆材を駆使して、治療しています。

しかし、在宅療養では褥瘡を治そうにも病院と同じような介護力や治療環境は望めません。高額な被覆材を使用したくても費用の問題がのしかかります。いくら介護者に指導しても、私たちが望む処置方法を期待するのは難しい場合も少なくありません。その中で可能な限りの処置方法を指導し、褥瘡自体が治るお手伝いを最大限にしていくことになります。

在宅医療では病院のように褥瘡を治すのではなく、治るお手伝いをするという違いがあります。

もう一つ踏み込んで言うならば、在宅医療の、特にがん末期の患者さんには、〝治さなくてもいい褥瘡〟があるのです。

人は亡くなる前に寝たきりとなるため、褥瘡はできてしまうものです。何度も体位を変えて、積極的に褥瘡を治療することを目指すよりも、患者さんが楽で、家族の介護に負担がかからないような方法を提案してあげるほうがいいのです。

できるだけ処置をしなくてもいいように、長持ちする被覆材で処置してあげるほうがいいと思います。〝最期の褥瘡〟を治そうとして、患者さんのしんどさや家族の手間を求めるのは医療従事者のエゴのような気がします。

18 できるけれどもあえてしない勇気

開業した当初、外来診療をしながらの開業医の先生方が診られないような、重症の在宅患者さんを診たいと意気込んで、重症の患者さんを診ていることが良いことのように思っていたような気がします。病院の医療をそのまま自宅に持ち込んで、病院と同じようにできることで、在宅医療の素晴らしさをアピールしていたのかもしれません。

在宅医療でも、人工呼吸器や中心静脈栄養、点滴、胃ろう栄養など、病院同様の処置ができます。点滴で血管の確保が困難な場合、中心静脈栄養のリザーバー（点滴をつなぐボタン）の皮下

高度な医療が
患者さんや家族の幸福に
つながるとは限らない

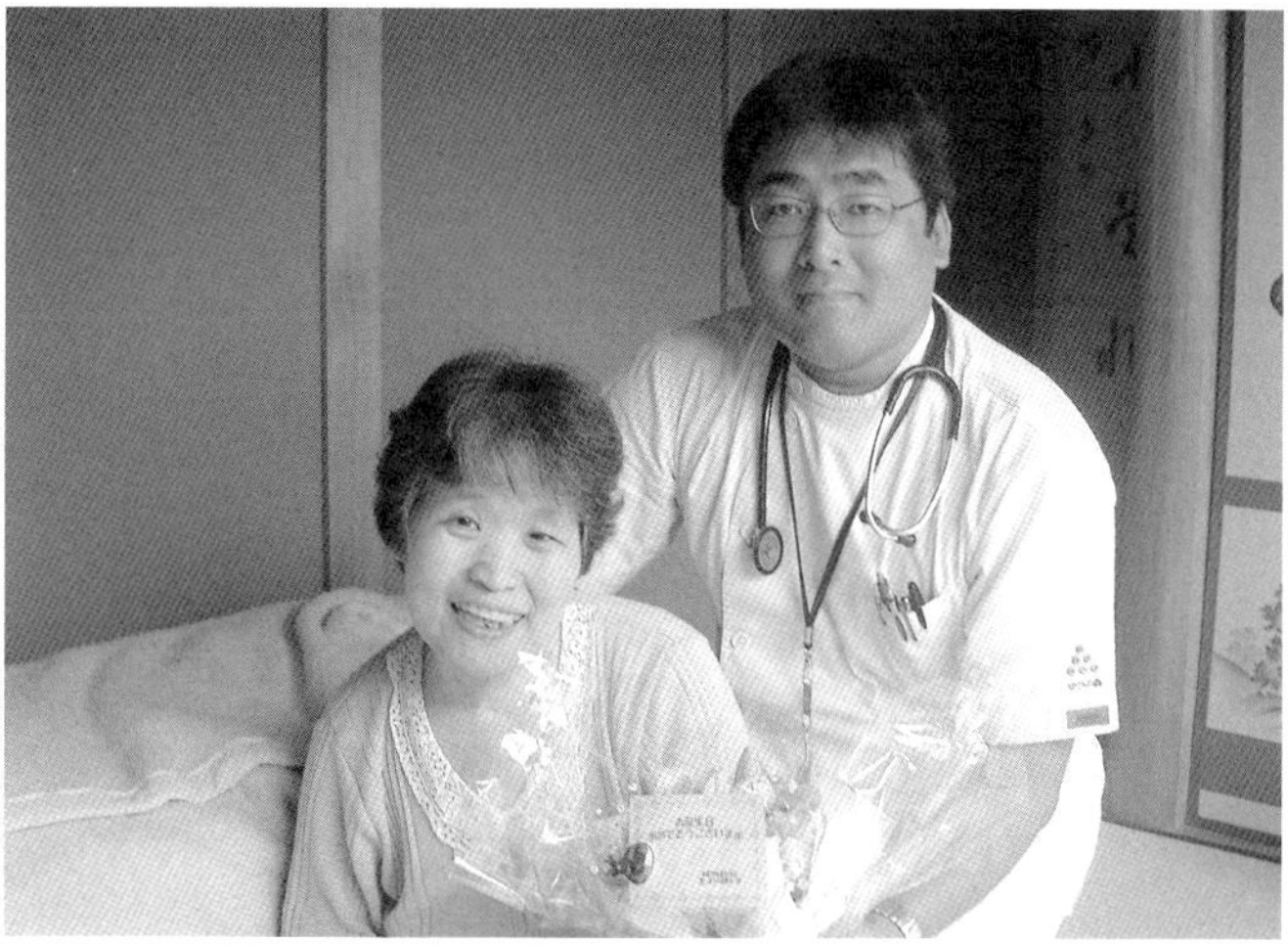

できることと、すべきことは違う
患者さんや家族のニーズに合わせて
できるだけ自然に

埋め込み術を即座に処置していました。

しかし、それらのハイテク医療機器や高度な医療行為が、必ずしも患者さんや家族の幸福や満足につながるわけではないということが、経験を重ねる中でわかってきました。病院の医療をそのまま在宅医療に持ち込むことはむしろ簡単です。でもそうすると、介護者や在宅医療・介護スタッフは疲弊し、医療費や介護費用も高騰します。何より、そのような医療を望んで自宅に帰る患者さんや家族は少ないのです。

「医師にできること」と「医師がすべきこと」は違います。

できるけれどもあえてしない勇気が医療従事者には必要なのです。在宅ではできるだけシンプルで、できるだけ自然に看ていくのが一番良いと思います。医療の出発点は医師ではなく、患者さんや家族のニーズです。そのため、多くの医療行為を選択肢として提示しても、決して強要はせず、患者さんと家族が本当に満足できるのはどういう方法なのかを、一緒に考えていく姿勢が大切です。

19 食べられなくなったとき

八十歳のさくらさん（仮名）は、軽い認知症がありましたが、娘さんと二人で仲良く暮らしていました。食欲がなくなったさくらさんを、娘さんがある総合病院の検査に連れて行きました。検査の結果、担当医からがんであることを告げられ、これからの治療方針の説明をしようとした途端、さくらさんは「治さなくてもいい……」と言って立ち上がり、帰ってしまいました。娘さんは治療に行くように何度も説得しましたが、さくらさんは「絶対に嫌だ」と言って聞きませんでした。それから一年ほど、さくらさんは落ち着いた時間を過ごせたようでしたが、食事がほとんど取れなくなり、たんぽぽクリニックに在宅医療の依頼がありました。一応、病院に行くかどうかを話し合いましたが、さくらさんは一切、行く気はありませんでした。一時的に点滴をしましたが、基本的には食べられなくても点滴をしないこと、楽にする治療はしていくことを娘さんと確認しました。診療と看護と介護で訪問し、一カ月後、さくらさんを自宅で看取りました。

「口から食べることができない」ということは、昔は最期の時の指標でしたが、今はさまざまな栄養手段があります。人が食べられなくなったときの栄養経路として、次のような方法があります。

①経管栄養（鼻に通したチューブから栄養を注入）
②胃ろう栄養（胃に小さな穴を開けてチューブから栄養を注入）
③中心静脈栄養（心臓近くの太い血管から行うカロリーの高い点滴）
④末梢《まっしょう》輸液（手や足からのカロリーの少ない点滴）
⑤自然に看る（点滴や注入をせずに、口から食べられるだけ取って、食べられなくなったら自然に看る）

経管栄養や胃ろう栄養は、余命半年以上で、胃や腸が機能している方には有効です。ただし、認知症や脳梗塞などで本人の意思がはっきりしない場合には、それらの栄養経路を選択することが良いのかを検討することが必要だと思います。

中心静脈栄養は、手術や一時的な治療の間、腸閉塞《へいそく》や腸の病気で栄養の吸収がうまくい

最期を楽にする方法は？

体で水分を処理できなくなっている

↓

できるだけ水分を少なくする

↓

できるだけ自然にする

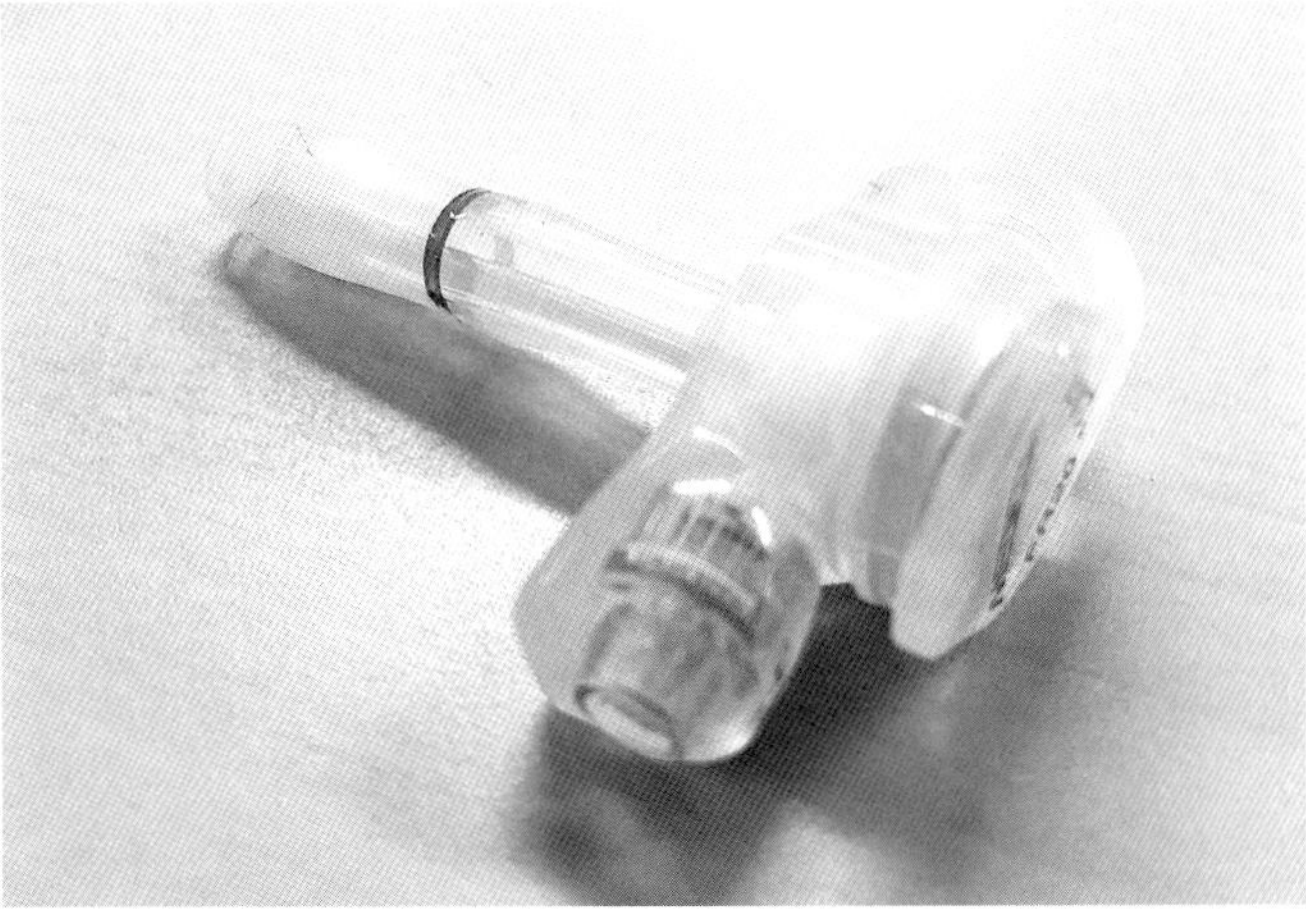

栄養剤を注入するバルーン式の胃ろうボタン

かない場合などではとても有用です。これは、しっかり管理をすれば、ずっと体の栄養を維持することができます。腸管吸収障害などでこの方法しか選択がない場合は良いのですが、末期がんや老衰などの不可逆性の変化の場合は、栄養だけを十分に得られる方法が本当に良い選択なのかを考えなければなりません。病状が進行し、痛みやしんどさが強くなったときには、栄養だけが体に入って苦しい時期が長くなるだけでなく、がん細胞にも栄養が補給されて活発になる可能性も考えられます。

末梢輸液はいわゆる普通の点滴です。一時的な脱水状態を改善したり、口から食べる量が少ないときに補助的に行います。ただし、口から食べられなくなったとき、末梢輸液だけでは必要なカロリーを摂取できません。なぜなら、高いカロリーの点滴を手や足の細い静脈から入れると、血管に炎症が起きて痛みが出るからです。カロリーが少ない点滴をずっと続けていると栄養失調となり、水分だけが体に入ることになります。体で水分を処理できなくなり、むくみがひどくなったり、胸やおなかに水がたまったり、痰が多くなって吸引が必要になるなど、体への負担ばかりが目立つようになっていきます。

また、認知症の患者さんなどは持続的に点滴をすること自体が難しく、点滴をするために拘束することもあります。亡くなる前に手などを縛って、動かないようにするのは気の毒です。何より、点滴のための血管を取ることが困難な場合が多いのです。

「食べられないから」といって、安易に点滴をするのではなく、食べられないことが不可逆性の変化であれば、何がその方にとって一番楽な方法なのかを優先して考えることが必要なのではないでしょうか？

重症の在宅患者さんや死期が近い患者さんの場合は、すでに食べられないか、近いうちに必ず食べられない時期がやってきます。食べられなくなったとき、あわててどうするかを考えるのではなく、あらかじめ具体的な栄養経路の選択肢を考えておくことが大事です。そして、何もせず自然に看るという選択肢もあるということを考えていただきたいのです。

苦しい時を長引かせることは本人にも家族にもつらいことであり、最期は枯れるように亡くなるのが一番楽であることを理解しておくことが必要です。

ただし、選択するのは患者さんや家族です。十分な説明をして、選択肢を提示した後、最終的に患者さんや家族が決定した結果を尊重していくことが大切です。

20 死の間際まで医療の介入が必要か？

親戚のお葬式に参列した時のことです。その方は長年、肝がんが肺に転移し、ずっと入院して亡くなられたそうです。お別れの時、遺体のお顔を拝見すると、とてもむくんでいたので、「最期まで点滴をされたんだな」と一瞬で理解できました。遺族のお話によると、体全体がむくんでいて、安置している間も遺体から水分が滴るように出ていたそうです。介護力もある家庭だったので、病院から在宅医療の選択肢もあることを提示されていれば、おそらく自宅で看取ることもできたのではないかとも思いましたが、その気持ちは自分の中で押し殺しました。

映画『おくりびと』誕生のきっかけとなった、青木新門の著書『納棺夫日記』にはこう書かれています。青木さんが納棺の仕事を始めた一九七〇年代前半は、自宅で亡くなる人が半数以上で、「枯れ枝のような死体によく出会った」そうです。ところがその後、病院死が大半になり、「点滴の針跡が黒ずんだ痛々しい両腕のぶよぶよ死体」が増えました。「生木を裂いたような不自然なイメージがつきまとう。晩秋に枯れ葉が落ちるような、そんな自然な感じを与えないのである」と記しています。

例えば、がんなどが進行して食欲がなくなったとき、脳梗塞などで寝たきりとなって誤《ご》嚥《えん》するようになったとき、胃ろう栄養をする選択肢は提示されるべきだと思いますが、誰もがそれを望むわけではありません。しかし、自然に看るという選択肢はなかなか提示されません。急性期病院の医師に「一番楽に迎えられる最期はどういう方法か」と聞いたら、「最期は輸液を行わない」と答える医師が最も多いのです。それにもかかわらず、現代では死ぬ瞬間まで輸液は行われているのです。

なぜ輸液をしないという選択肢が選ばれないのでしょうか？

それは日本の医療が「治す医療」として発展してきたからだと思います。「まだ治るのではないか」「治してほしい」という家族の願望と、「何もしないのは医療の敗北だ」という医療従事者側の意識の、双方のなせる結果ともいえるでしょう。医療従事者も点滴などの医療行為をしていると安心できるのです。

この問題を解決するには、医師が、患者さんはいつまで持つのか、その余命を正確に把握して、予測を立てなければなりません。日本の医療はそのような点では非常に遅れてい

自然に看取ることを困難とする因子

○病院での看取りが一般的な現状の中、患者や家族側が自然の看取りに納得のいかない場合

（患者側の要因）

○患者への説明が不十分な場合

（医師の問題）

○倫理上の問題で輸液をしないことに躊躇《ちゅうちょ》する場合

（社会の問題）

○医師や看護師の考え方や病院の方針で点滴を行う場合

（病院側の要因）

ます。「もう一週間持ちませんよ」「あと二、三日ですよ」と、余命の予測ができれば、患者さんや家族もどういう最期を迎えたいか考えられるのではないでしょうか？

病状や余命の予測をしっかりして、患者さんや家族に説明して納得されたら、自然な看取りは実現できると思います。少なくとも選択肢の一つとして、輸液をせずに自然に最期を看る選択肢が提示され、希望する人が自由に自宅で看取られる社会にしたいものです。

21 楽なように、やりたいように、後悔しないように

当院では、末期がんの患者さんに必ずお話しすることがあります。「楽なように、やりたいように、後悔しないように」という言葉です。

自宅での療養を開始する前に、在宅医療では病気自体を良くすることはできないこと、しかし、症状を楽にする治療は病院での医療に遜色なくできること、そのために全力で取り組んでいくことをお話しします。そして、限られた命であることをお伝えした上で、自宅でやりたいことをしてもよいということをお話しします。その時に本人がしたいことがあれば、実現できるように努めます。そして、療養や看取りの場所はいつでも変更してよいことをお伝えしています。

患者さんが退院後に自宅での療養を開始したとき、病院で病気の治療は十分に施してもらっているはずなのに、痛みの治療がおろそかになっていることにまず驚きます。患者さんが痛みを我慢しているのです。痛みがあっても、痛み止めや頓服が適切に処方されてい

在宅ターミナルケアにおける当院での３つの方針

楽なように

やりたいように

後悔しないように

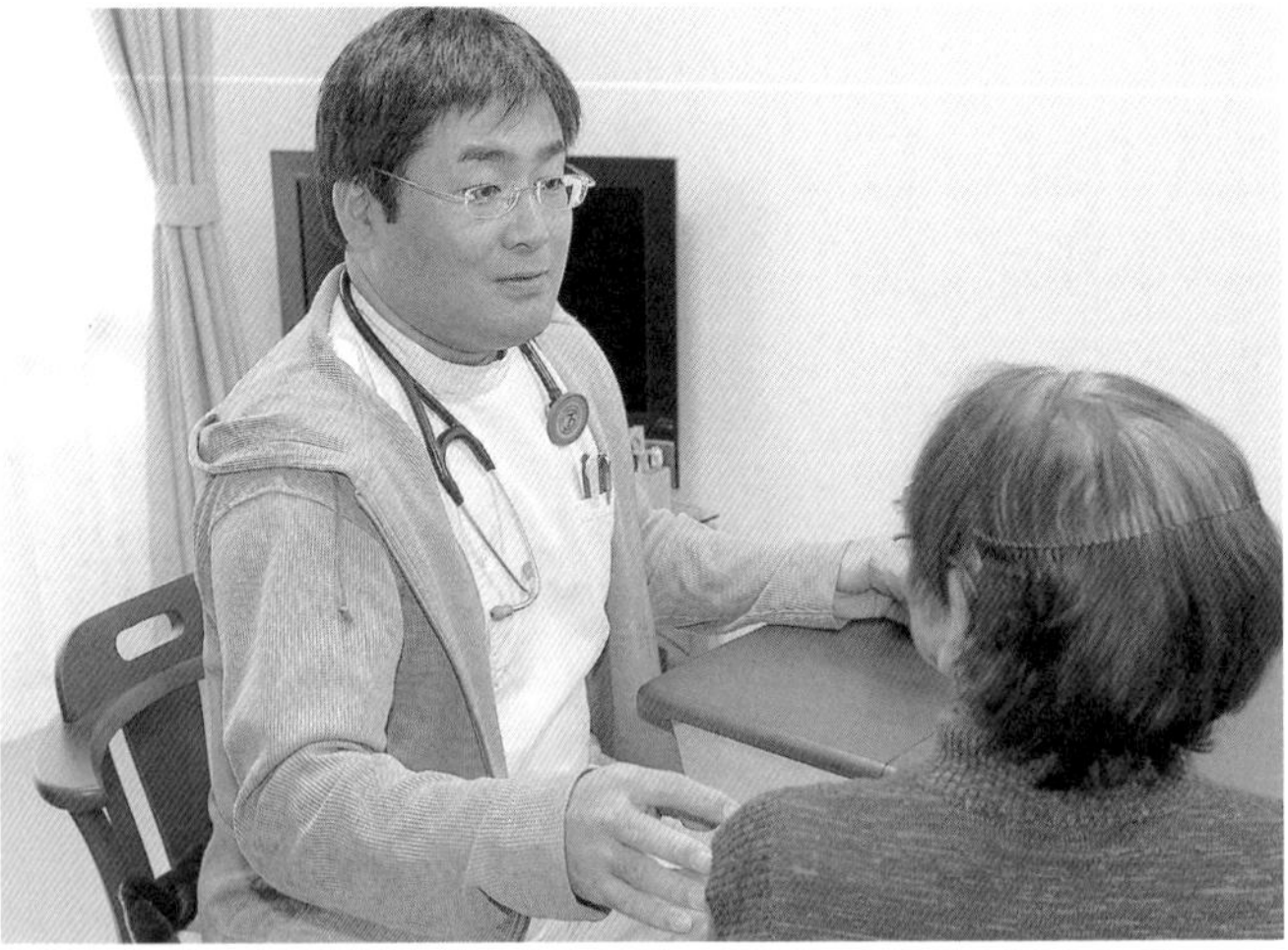

在宅医療を始める前に患者さんへ病状や治療を説明

なかったり、薬が効いていなかったりするのです。

私たちは最初に、痛みだけは絶対に取ること、そして、それでも痛かったら主治医に処置してもらうようにお話しします。痛みがあれば、限られた時間の中で何かをしようと思っても、やる気が起きません。痛み止めなどを使い、自宅では楽に過ごしていただきます。そこで、患者さんにやりたいことをしてもらうのです。患者さんがその時に望むことはできる限りかなえてあげたいと思っています。

そして、患者さんの心身状態が変化するたびに、十分な選択肢を提示して自己決定のお手伝いをします。「あの時、入院していれば良かったのではないか」「あの時、点滴していればもっと長生きできたのではないか」などの疑問が後から生じても、「あの時、十分考えた結論なのだから、これで正解だったんですよ」と言ってあげられるようにしたいものです。

最期に後悔しなければ満足できます。自宅での看取りは在宅医療の一つの目標です。「終わり良ければすべて良し」なのです。

第三章

忘れ得ぬ患者さんたち

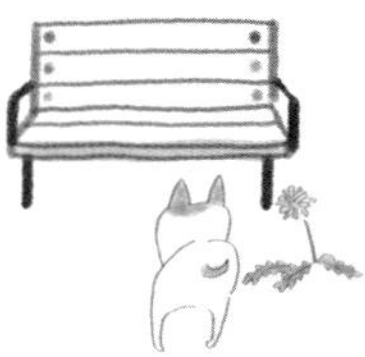

1 安らかに逝くか、一分一秒でも長く生きるか

五十二歳の明美さん（仮名）は、ある日急におなかが痛くなり、病院を受診しました。検査の結果、胃がんであることがわかりました。全身に転移した進行胃がんでもう手術はできず、抗がん剤の治療を受けましたが、効果はありませんでした。それから徐々に体がだるくなり、腰の痛みが出てきて、全身状態は悪化していきました。胸に水がたまってだんだんと呼吸がしんどくなり、入院して胸水を抜くことになりました。胸に管を入れて持続的に胸にたまった水を抜くと、呼吸が楽になって気持ちも落ち着いてきました。

明美さんはがんの告知は受けています。手術ができないことや全身にがんの転移があること、肺への転移が原因で胸水がたまって呼吸がしんどくなったことも説明を受けています。しかし、もう治療の手立てがなく、わずかの命しか残されていないことは知らされていませんでした。ですから、胸水が抜けて呼吸が楽になると「早く家に帰って、主人と愛犬とまたゆっくりと自分らしく暮らしたい」と思うようになりました。それはごく自然なことです。

病棟の看護師たちは、明美さんのその気持ちに気付き、退院の準備を始めようとしました。でも、全身の状態が悪化してきており、食事も取れなくなってきて、点滴の管と胸水を抜く管も入ったままでした。医療処置も多く、退院してからのご主人一人での介護も不安でした。困り果てた看護師は、退院の調整を専門に行う病院連携室に相談をし、退院に向けてのカンファレンス（会議）を開くこととなりました。私たちは「まだ自宅に帰るかどうかわからないですけど、参加してもらえますか？」と連携室の方に連絡をもらい、カンファレンスに参加しました。

カンファレンスには病院の緩和ケア（がんによる苦痛を和らげる治療）チームの先生方や看護師、主治医と病棟看護師、連携室の看護師たちなど、主に病院のスタッフが多数参加されました。とりあえず今後の方針を話し合うということで、明美さんや明美さんの家族は参加しませんでした。冒頭に主治医から現在の病状と経過について説明がありました。「もうがんは進行しており、積極的な治療の方策はなく、緩和ケアしか行えない」とのことでした。

明美さんや家族への告知の状況について、私から質問をしました。すると、主治医は、「患者本人は、がんであることと現在の病状についてはわかっている。もう状態が悪くなっていることも自覚しているだろうから、それ以上は話さなくてもいいと思う。ご主人には『もう抗がん剤の治療はできず、何カ月もは持たないよ』とは話している」とのことでした。

私は「主治医の説明は曖昧で甘いな」と思いました。この曖昧さが次の一歩を踏み出せない現在の状況を生み出していると考えました。参加していた医師たちに余命を問うと、「一カ月持つかどうか。早ければ、あと一～二週間で亡くなる可能性もある」という答えでした。

私は続けました。「余命は一カ月、もしかしたら一～二週間かもしれないのだったら、あと一カ月の間、どのように最期の時を過ごしたいか、どこで最期を迎えたいかを本人や家族に考えてもらうべきです。まず、もう病気を治すことはできないこと、でも楽にする治療はできることを主治医から伝え、限られた命であることをお伝えするべきなのではないでしょうか？　病状や余命について、医療従事者と本人や家族の間でギャップが生じています。最初のボタンの掛け違いを修正していきましょう」。そう話しました。

ある医師から「あと一カ月という告知をするのは酷なんじゃないか？」との声があったので、「一カ月という告知が難しいのなら、まず治療はもう難しいことをきちんと伝えた上で、限られた命であることを主治医から逃げずに伝えることが大事だと思います。もしあと一カ月くらいしか生きられないと知ったら、明美さんはその限られた時間をどう過ごそうか、どこで最期を迎えたいか、最期にどのような療養を受けたいかなど考えると思うんです。そして、明美さんが望む最期を私たちがお手伝いしていってあげればいい。明美さんが最期に後悔しないように」と話しました。

今度は別の先生が、「おそらくこの人は呼吸不全で亡くなります。だから、胸水をしっかり抜いてあげれば、ずっと持つと思いますが」と胸水を抜く方針を強調しました。私は「医療は誰のものなんだろう」と心の中で叫びながらこう言いました。「繰り返しになりますが、治療はできないこと、限られた命であることをお話しした後で、残りの命を楽にすることを優先するのか、いろんな医療処置を駆使して一分一秒でも長く生きたいのかを決定するべきなのではないでしょうか?」とお話ししました。

主治医は「余命については、もうだいたい患者本人はわかっていると思うんだけどなあ」と話されていました。おそらく明美さんもわかっているのでしょうが、その主治医の曖昧さでみんなが腫れ物に触るような状態になっていることを理解してほしかったのです。

結局、明美さんに十分状態を説明し、今後どうするかを主治医と明美さん、家族で話し合ってもらった上で、自宅に帰ることを希望されるようであれば、退院の準備を進めることとなりました。そして、自宅に帰るようであれば、点滴と胸の管は抜いて帰るという方針となりました。

一週間後、明美さんが退院を希望されたとの連絡が病院からありました。しかし、結局主治医は明美さんに踏み込んで話はしていないという情報も伝えられました。明美さんは胸水が抜けて良くなったから帰ると思っていたのです。

退院日に自宅に伺い診療をしました。最初に「病院ではとことん治療できますが、自宅では積極的な治療はできないことをご理解ください。でも、楽にする治療はでき、病院での医療に遜色ありません。楽になることは最優先でやっていきます」とお話しすると、明美さんはニッコリとうなずきました。

そして、明美さんに質問しました。「これから一分一秒でも長く生きたいですか？　楽になることを優先してほしいですか？」。明美さんは即座に「そりゃあ、楽になることを優先してほしいです。少々長く生きるよりも、できる限り家で過ごしたいし、そのほうが気持ちが楽です」と答えました。楽にすることを優先していくのか、一分一秒でも長く生きることを選ぶのかで、明美さんの今後の療養方針はまったく変わったものになっていきます。

退院して八日目、明美さんは息を引き取りました。亡くなる十分前まで会話もできていたそうです。ご主人やお父さん、友人のヘルパーさんやその家族に見守られながらの最期でした。ご主人も「病院ではなく、家で看取《みと》ってあげて良かった」と言っていました。でも、本

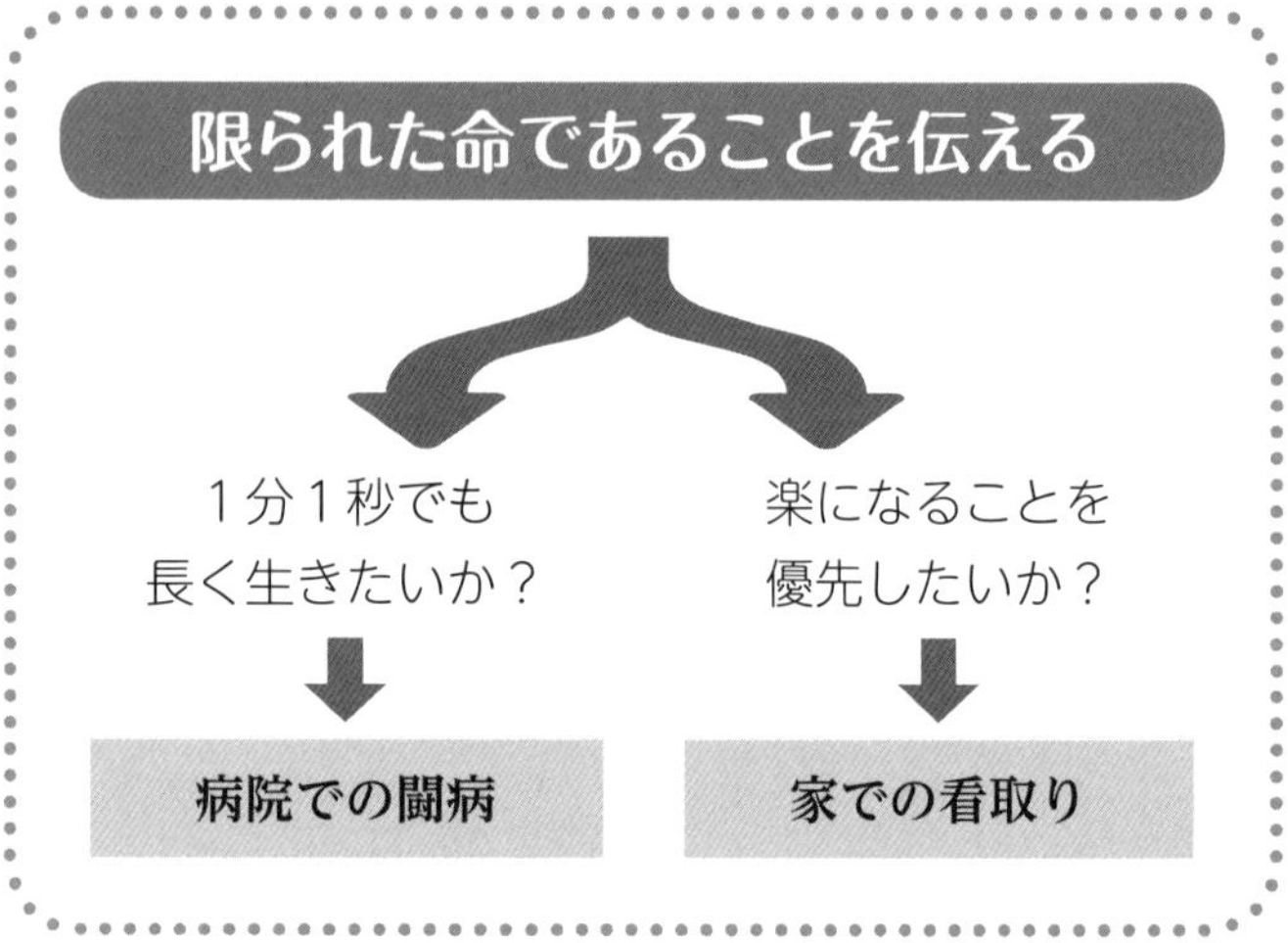
限られた命であることを伝える
1分1秒でも
長く生きたいか？
楽になることを
優先したいか？
病院での闘病
家での看取り

人は自分が亡くなった後、自分の父親の介護をご主人に託さなければいけないことだけはとても心配していたそうです。

　亡くなった後、死亡診断のため訪問した際に、明美さんは脳梗塞で寝たきりになって気管切開（喉元に孔を開け、気管に管を入れて気道を確保する方法）をした実母を十六年間も介護し続け、その実母が亡くなる直前に自分ががんだとわかったことを聞きました。明美さんが今、横になっている場所で、母親が寝たきりでいて、その横でずっと寄り添っていたというのです。明美さんにとって、在宅療養には大変な思い入れがあったようです。十六年間ずっと気丈に介護を続け、介護の大変さが身に染みてわかっていたせいでしょう。最期は状態が悪くなっても周りを気遣い、迷惑をかけるのを嫌がったそうです。

医療は患者のためのものであり、自分たちの医療技術を誇示するために用いるものではありません。その患者さんにとってどのような治療や方針が、最も満足のいくものなのかを考えていくべきだと思います。

2 最期の瞬間に医者はいらない!?

開業して間もなくのことです。

元高校教師の邦夫さん（仮名）は、子どもも独立し、奥さんと二人で暮らしていました。邦夫さんは、六十五歳の誕生日に「延命医療をしないで最期は家で看取ってほしい」というリビング・ウィル（意志決定能力があるうちに自分の末期医療について希望を述べること）を書き残していました。なぜなら邦夫さんの父親が六十五歳で脳梗塞を発症し、自宅で死にたいと言っていたにもかかわらず、病院で亡くなったからです。父親が亡くなった年を迎えるにあたり、そのことを思い出し、「自分に万一のことがあっても自宅で最期を迎えられるよう、自分の意思を書き残しておこう」と考えたそうです。

するとと運命というのでしょうか。邦夫さんは、父親と同じく六十五歳にして、脳梗塞で倒れてしまったのです。重症で意識もなく、集中治療室に入りました。奥さんは本人のリビング・ウィルを尊重し、病院での治療より家族と一緒に過ごせる自宅での療養を望みました。そして、当院に依頼の電話がかかってきました。

訪問診療を開始して二週間がたったある日、奥さんから「先生、二時間くらい前に主人が息を引き取りました。もう十分泣いてお別れをしましたので、見に来ていただけますか?」と電話がかかってきました。すぐに訪問すると、奥さんはしっかりとした表情で「毎日訪問して診ていただき、ありがとうございました。主人も満足していると思います」と言いました。「どうして亡くなったときにお電話されなかったのですか?」と聞くと、奥さんは「家で亡くなりたいから連れて帰ったのです。最期の瞬間は私と主人だけで過ごしたかったのです。ですから、十分主人とお別れしてから先生にお電話いたしました」と答えました。

病院では、患者さんが亡くなったとき、家族との時間よりも、医師や看護師が死亡診断をすることを優先します。場合によっては、家族に病室から出てもらって、心臓マッサージなどの延命処置をすることもありました。在宅医療を始めてからはそんなことはありませんでしたが、それでも患者さんが亡くなったときは、できるだけ早くその家に到着し、死亡診断することが医師の責務のように思っていました。この奥さんの言葉を聞いたとき、今までの死亡診断に関する概念が覆されました。

「最期の瞬間は、患者さん本人と家族のためにあるんだな。最期の瞬間に医者はいらない」。その時にそう思いました。

この出来事があってから、家族へは「最期の瞬間は医者を呼ぶことよりも、集まった家族みんなで手を取り合ってお見送りしてください。十分お別れしてから電話したのでいいですよ」と説明するようになりました。もちろん「不安があればいつでも連絡してください」という言葉も添えて。

3 最期の訪問マッサージ

四十二歳の明子さん（仮名）は、末期がんで歩けない状態でした。痛みは強く、麻薬性鎮痛剤でコントロールしていました。点滴をしていましたが、むくみがひどく、両足がかなり疲労していました。少しでも楽になればと思い、当院の「はりきゅうマッサージ治療院クローバ」からの訪問マッサージを行っていました。明子さんはこれを大変気に入り、毎日のマッサージを希望しました。

明子さんが、自宅で家族に看取られながら亡くなった後しばらくして、ご主人から「思い返すと、マッサージは妻にとってとても楽しみなひとときでした」という感謝の手紙が届きました。

末期がんの患者さんは、体のだるさや痛みはもちろん、精神的なつらさを含め、さまざま苦痛を訴えます。家族や主治医、看護師などのスタッフは、患者さんが少しでも楽になるようにアプローチしていきます。医療的な緩和ケアは当たり前ですが、その中でもマッサージは特別な意味合いがあるようです。家族が足や手をさすってあげるだけでも、筋肉がほぐれると同時に、体がつながっているという安心感が生まれます。一つのコミュニケーション手段となるのです。プロのマッサージ師の場合だと、血行やリンパの流れが改善して楽になるのに加え、〝口鍼《くちばり》〟といって会話でのコミュニケーションでも患者さんを癒やすことができます。

「クローバ」のスタッフも、両親をがんで亡くした経験があり、このような「最期の訪問マッサージ」に大きなやりがいを感じています。患者さんにマッサージを行っていると、介護に疲れた家族もマッサージを希望するようになります。マッサージ師とのほうが主治

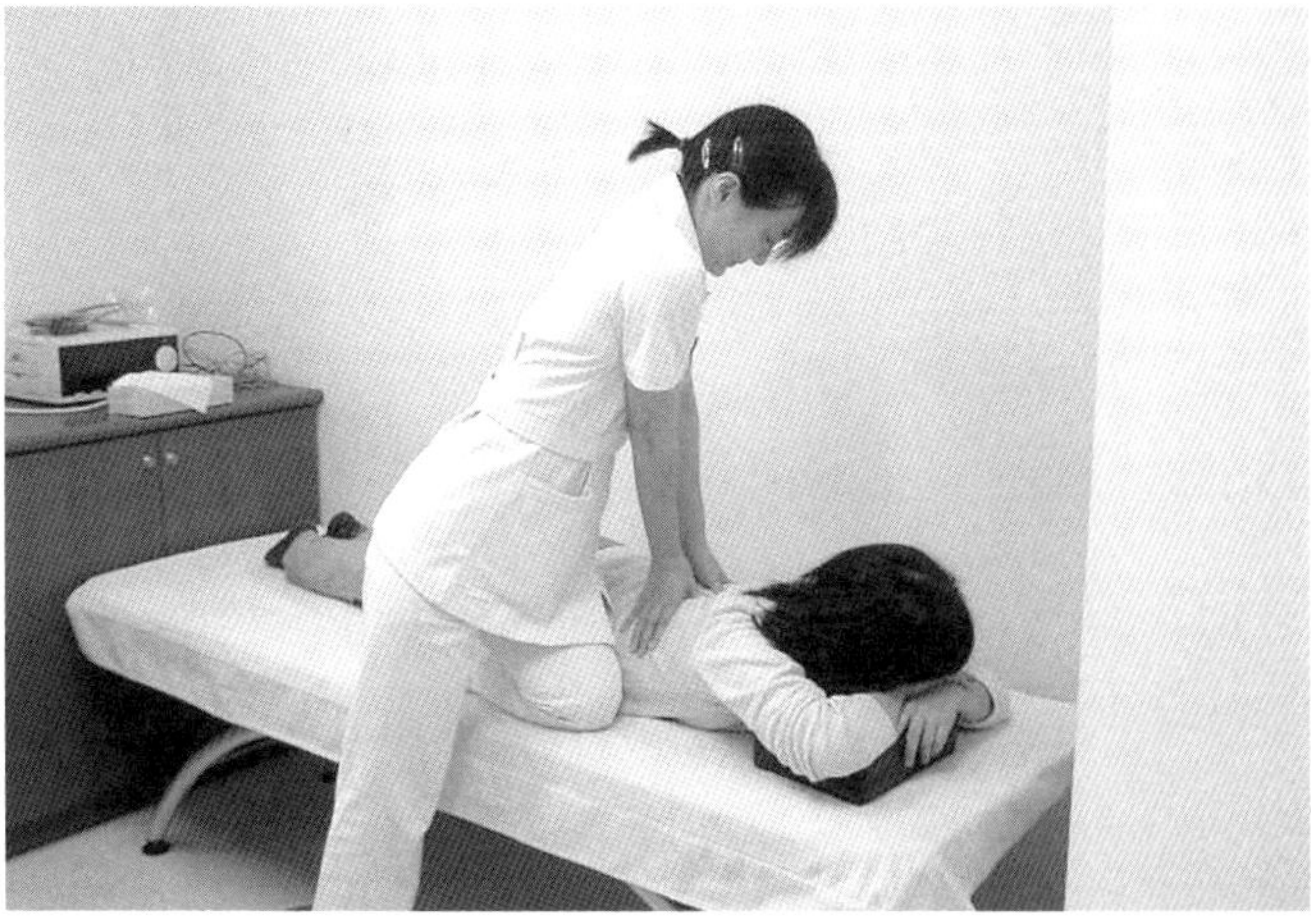

マッサージをする「クローバ」のスタッフ

医や看護師とよりも深い関係ができ、感謝されることもしばしばあるのです。

訪問マッサージに偏見を持つ医師はまだまだたくさんいて、医療と競合する部分もあります。批判の矢面に立つことも時々ありますが、当院としては患者さんや家族に喜ばれる、欠かせないサービスの一つです。

4 「枯れるように逝きたい」

四十八歳の里美さん（仮名）は、大病院の外科病棟の看護師長でした。ずっと外科病棟に勤務していましたので、がんの手術後に再発し、最期まで抗がん剤などで闘病しながら病院で亡くなっていく人たちを、たくさん見てきました。両親を早くに亡くした里美さんは、一人っ子で未婚だったので、一軒家を建てて一人暮らしをしていました。順調にキャリアを積み、看護師長として、患者さんをはじめ看護師や医師からも慕われる方でした。

そんな里美さんが、進行乳がんであることが発覚しました。最先端の治療を受け、病気と闘いながら勤務していましたが、がんは全身に転移。「最期は自宅で看取ってほしい」と在宅医療を選択されました。一人暮らしのため、友人や後輩の看護師たちがローテーションを組み、交代で介護に入ることになりました。

退院して初めて自宅をお伺いしたとき、里美さんから「先生、お願いが一つだけあります。点滴をせず、枯れるように逝かせてください」と懇願されました。「わかりました。点滴はせず、できるだけ苦痛がないようにしていきますね」と私が話すと、私の頭をなでながら「ありがとう、先生。先生に会えてよかった」と涙を流されました。

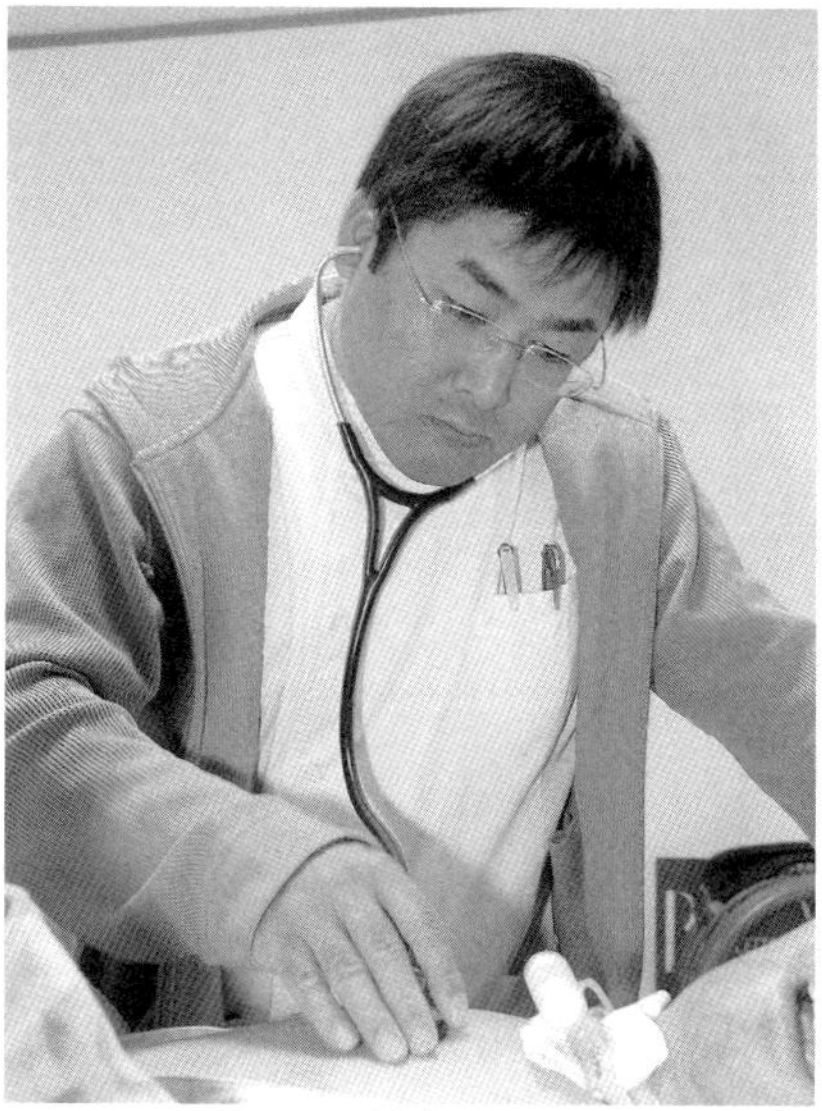

患者さんと真摯《しんし》に向き合う

里美さんはこれまで外科病棟で、たくさんのがん患者さんを看護された経験から、最期は点滴しないほうが楽であることを理解していたのです。

自宅には、勤務していた病院の先

生方や友人たちがたくさん訪れました。そして最期は多くの同僚に見守られながら、里美さんは自宅で息を引き取りました。一時的な急変時に救命のための輸液は行いましたが、本人の希望通り、栄養補給のための輸液は行いませんでした。多くのがん患者さんの最期を見てきた彼女の、「点滴せず、枯れるように逝かせてください」との言葉に、非常に重みを感じました。

亡くなる前には輸液をしないほうが楽であるということを、あらためて実感しました。そして一人暮らしでも、友人たちの協力と思いで、自宅で看取ることができるのだと思いました。一人暮らしだからとか、介護力がないからという先入観だけで、自宅の看取りをあきらめてはいけません。

5 少しでも長く一緒にいたい

三十八歳の秀樹さん（仮名）は、念願の新居を建て、奥さんが初めての子どもを身ごもりました。そんな幸せの絶頂期に、秀樹さんは転倒を繰り返すようになり、脳腫瘍が見つかったのです。摘出手術を行いましたが、うまくいかず、秀樹さんは植物状態となりました。誰もが予期せぬ出来事で、秀樹さんの緊急手術は奥さんが出産で不在の間に行われたため、二人は手術前に会話もできませんでした。そして、秀樹さんの意識がわからなくなってから息子さんが生まれました。

病院では、秀樹さんは中心静脈栄養（細い管を心臓近くの太い静脈に挿入しこの管から高カロリーの点滴を行う）と気管切開を行いましたが、嘔吐《おうと》などの不安定な状態が続いていました。奥さんは不安ではありましたが、秀樹さんが住み慣れた自宅で息子との思い出を作りながら過ごすために、思い切って在宅療養を開始しました。

手厚い訪問看護サービスにも助けられ、症状を良くするためのさまざまな処置が、毎日のように施されました。生後六カ月の息子さんと少しでも一緒にいる時間を長くしたいという奥さんの希望で、人工呼吸器以外の、在宅で可能なすべての医療を行いました。

奥さんは、「残された時間を充実させ、子どもや家族に囲まれて、最期まで秀樹さんらしく生きてほしい」と願っていました。その後も、奥さんや両親、妹さんによる介護と、在宅サービスが続きました。

家族は徐々に自信をつけながら、自宅での介護に臨みました。当初は病院へ戻る意識が強かったのですが、自宅での療養に満足され、病院で最期を迎えるという選択肢は出てきませんでした。

通常、在宅医療では、できる限り医療処置を少なくし、自然に看取る場合が多いのですが、このように一分一秒でも長く生きる選択肢もあります。秀樹さんにとって、待望の息子さんをはじめ、家族や親戚と一緒に自宅で過ごした半年間は、きっとかけがえのない時間となったことでしょう。

6 最期は患者さんのやりたいように

「末期がんの方で、今日退院したいという人がいるのですが、診てもらえないでしょうか?」という電話が病院からありました。

六十五歳の昭夫さん(仮名)は、胆管がんの末期で黄疸《おうだん》も出ていて、腹水(腹腔に血管やリンパ管から漏れ出した液がたまること)もたまった状態。病院の先生からは「一~二週間しか持たないかもしれない」と言われていました。昭夫さんの家族は奥さんと息子さんの二人。自宅での療養の準備を進めて、退院時に私たちがいざ自宅を訪問しようとすると、医者が来るのを昭夫さんが嫌がっていると言います。結局、退院の日は訪問できず、昭夫さんを説得して二日後にようやくお伺いすることができました。

私は最初、なぜ昭夫さんが医者を嫌がっているのかわかりませんでした。訪問してすぐ、昭夫さんに「あなたを楽にするために来ましたよ」と話しかけました。すると昭夫さんは、特に拒否するわけでもなく「お願いします」と言います。後でわかったのですが、昭夫さんは命が残りわずかであることを知り、大好きなたばこもビールも飲めない病院で最期を迎えたくなかったのです。それで「すぐ家に帰りたい」と言ったのに、医者が家に来るとたばこやビールを制限されると思ったのでしょう。

病院とは違い、自宅は自分の生活の場所です。仮に状態が悪くなったとしても、本人がそれを承知しているのなら、最期は好きなようにさせてあげたらいいのではないでしょうか。それが在宅医療の良さでもあります。

昭夫さんは、食事が食べられなくなってもたばことビールは欠かしませんでした。奥さんと息子さんの献身的な介護を受け、二週間という短い間でしたが、自宅で最期を過ごすことができました。昭夫さんが亡くなられた直後に訪問したとき、息子さんがそっとたばこに火を付け、「おやじ、もうたばこは吸えんのよなあ」と言って昭夫さんの口にくわえさせていたのが印象的でした。

最期は患者さんが〝やりたいように〟してもいいと思います。そして、いろんな選択肢を提示しながら、亡くなられてから〝後悔しないように〟するのが一番です。

患者さんと家族が選択した結果が正解だったと思えるよう、私たちも精いっぱいサポートしています。

7 家族の〝介護力〟を引き出す

末期の大腸がんの昭一さん（七十六歳、仮名）は骨に転移し、腸閉塞《へいそく》も発症しました。入院していた昭一さんは「自宅に帰りたい」と言い出しました。しかし、鼻にチューブを通していたり、体内に中心静脈栄養のリザーバーが入っていたりして、在宅療養でもたくさ

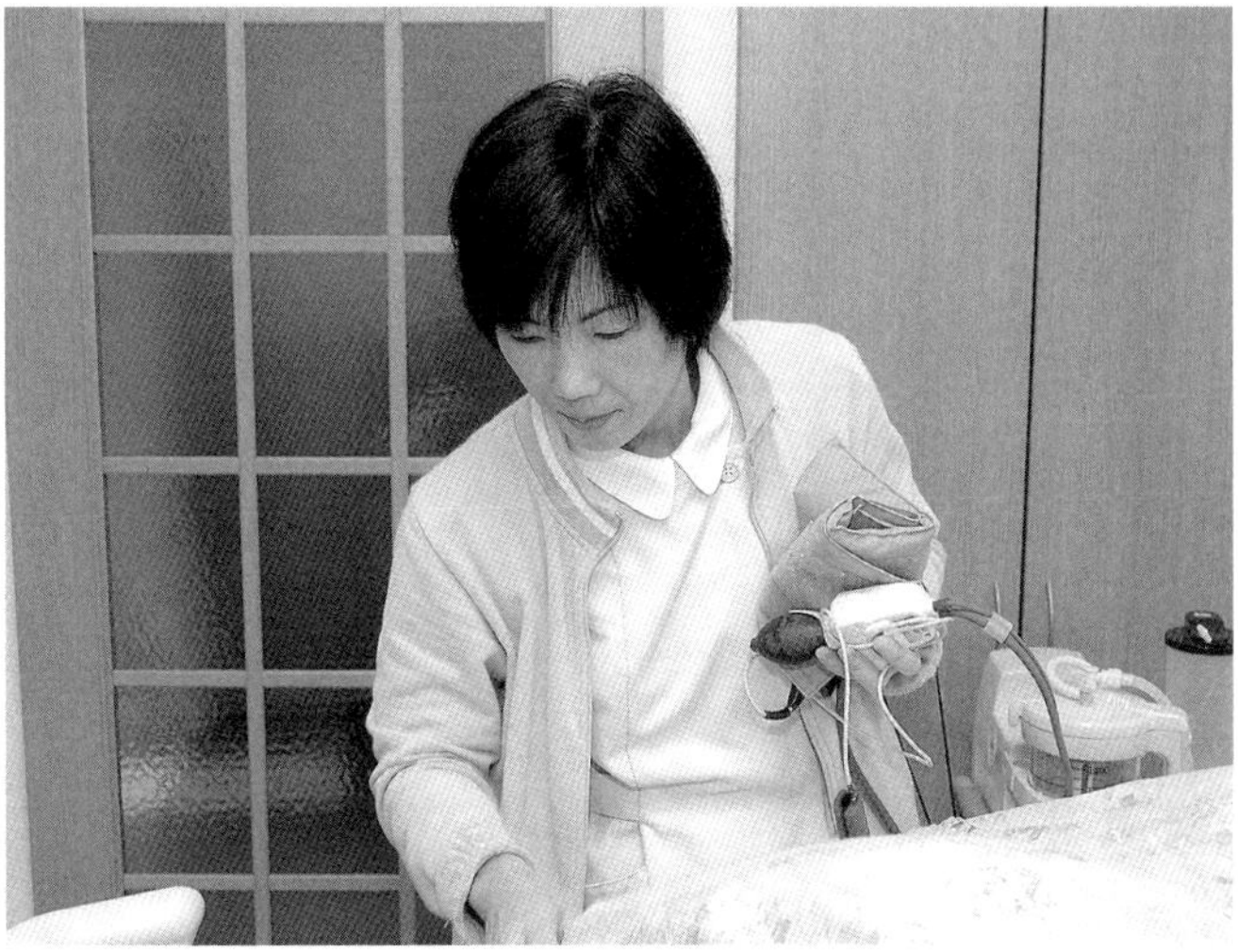

看護だけでなく介護者のサポートもする看護師

ん の医療処置が必要でした。余命二週間程度の診断でしたが、昭一さんの希望通り、家に帰ることになりました。

家には奥さんと娘さんの二人。娘さんは介護のために東京からわざわざ戻ってきたばかりでした。しかし、二人とも介護の経験がなく、不安で仕方がない様子。私たちは毎日二回訪問し、診療と介護はもちろん、二人のサポートにも努めました。退院して一週間を過ぎた頃、「もうだめ」と娘さんが断念しそうになりました。病院の主治医もメールや自宅訪問をして二人を励まし、熱心に援助しました。その甲斐もあり、二人は徐々に自信をつけていき、自宅での看取りを希望するようになりました。

昭一さんのベッドの横に簡易ベッドを作り、いつも家族が一緒にいられる、落ち着いた独特の世界ができていました。五週間の自宅での療養生活でしたが、時間を共有することにより、家族で昭一さんの死を受け入れる覚悟ができたのです。

自宅で家族の一員を看取るということは、ケアする家族にとって大変なストレスを伴う体験です。私たちは、家族の不安を和らげながら、家族の〝介護力〟を引き出さなければなりません。自宅で看取りまで行い、昭一さんの家族に満足していただき、在宅医療者として冥《みょう》利《り》に尽きます。

8 告知のタイミング

七十五歳の新一さん（仮名）は奥さんと娘さんが主に介護され、息子さんもよく顔を出されていて、家族の皆さんが非常に協力的でした。

新一さんは末期の胃がんで、初めは総合病院の外科と麻酔科の担当医と連携しながら、入院と在宅医療を繰り返していました。新一さんは、がんが治らないことを悟り、自宅で亡くなることを希望。しかし実際には、総合病院の主治医は新一さんに詳細な告知をしていませんでした。家族も本人の意思確認ができず、告知に踏み切れない状況だったのです。新一さんの病状が悪化したとき、私は告知を提案しました。

それから私は「これまで病院の先生方と一生懸命治療してきましたが、新一さんの病気を治すことはできません。私にできるのは、痛みを取り除き、楽にしてあげることだけです。今が新一さんの人生の最期の時です。もし、やり残されたこと、家族にお話ししておきたいことがあればおっしゃってください」と本人にお話ししました。

告知した夜、新一さんは家族と語り明かし、その二日後に自宅で安らかに亡くなりました。

告知はタイミングが大切です。在宅療養中ではなかなかタイミングをつかむのが困難です。入院中にきちんと選択肢を提示して、患者さんや家族がより良い道を自己決定できるように、病院側で支援することも重要だと感じました。新一さんに最期に告知できて良かったと思う反面、それまでにもっと良いタイミングはなかったのだろうかと反省しました。

9 「おいしいたい焼きを食べたい！」

慢性気管支炎で通院していた昌志さん（八十八歳、仮名）。奥さんと二人暮らしでしたが、自宅の敷地内には息子さん夫婦とお孫さんたちも住んでいました。息子さんのお嫁さんはヘルパーの仕事をしていて、昌志さんの介護にも積極的で力強い協力者でした。

ある夜、昌志さんは吐血し、救急病院に搬送されました。検査の結果、食道と胃の境界辺りに進行した胃がんが見つかり、その潰瘍部分から出血していたことがわかりました。さらなる検査で白血病であることもわかり、手術のできない状態だと判明しました。

昌志さんは積極的な治療を拒否。本人も家族も「自宅で自然に最期を迎えたい」と希望され、私たちが在宅医療の依頼を受けました。

初診では、昌志さんが再度吐血したとき、誤嚥《ごえん》（通常なら食道に流れる唾液や食物などが気管に入ってしまうこと）しないようにすぐに体を横にさせ、至急当院に連絡するなどの対応を家族に伝えました。また、食事中は出血の危険性が高いので、軟らかいものを食べ、食べられなくなっても自然に看るということも話しました。

その後、定期訪問のたびに、「主人がらっきょうを食べたがるんですよ。いいですか?」「おでんのちくわは食べてもいいですか?」など、奥さんから食事について質問がありました。硬いものは避け、食材を小さく刻み、よく噛《か》んで食べるように伝えました。

ある時、「たい焼きは軟らかいからええじゃろ」と昌志さんは言い、むしゃむしゃと食べ始めました。そのたい焼きは表面の皮がパリパリとして、中身はもちもちした食感で、お店には行列ができるほどの人気です。昌志さんの好物で、私たちにもお皿に山盛りにして出してくれました。

私は昌志さんに「このたい焼きの皮はちょっと硬いので、皮はのけてよく噛みましょうね」と声をかけました。すると昌志さんは「先生、この皮がおいしいけん食べとるんじゃのに、のけたらおいしくないがね」と言われます。「まあ、その通りですね。じゃあ、皮はしっかりと噛んで食べてくださいね」とアドバイスしました。

昌志さんの病状は次第に悪化しましたが、いろいろなものを食べても、幸い大きな吐血はありませんでした。

どんな状態でも、食欲があることはとてもいいことです。患者さんが食べたい場合、無理に止めても、結局は隠れて食べることになります。何かあったら私たちが対応します。患者さんは我慢せずに、最期に後悔しない選択をするのが大切なのです。

10 強い意思に導かれて

九十三歳のレイ子さん（仮名）は、ずっと健康に過ごし、かかりつけの病院もありませんでした。加齢に伴い、動きが悪くなっていましたが、認知症もなく、しっかりとした方でした。ある時、レイ子さんは自宅で転倒してしまい、腰痛が悪化。寝たきりに近い状態となって一カ月後、当院で初めて訪問しました。むくみがひどく、呼吸状態も悪くなり、レイ子さんは入院しました。病状は回復に向かいましたが、食欲は低下し、誤嚥もあったため、中心静脈栄養が必要でした。良好ではないものの、本人の自宅に戻りたいという強い希望により、病院スタッフと在宅医療スタッフで今後の方針を決定するためのカンファレンスを行いました。

今後についてレイ子さんと家族に聞いてみると、それぞれで意見が違うことがわかりました。

【家族の意見】

本人：家に帰りたいと強く意思表示。家で看取ってほしい。
長女：家で看るのは大変なので入院を希望。
長男：入院して長生きしてほしいが、本人の希望もかなえたい。
次女：家で看取ってあげたいと強く希望。
三女：自分は看ることができないので、他のみんなに従う。

このままでは今後の方針が決まりません。カンファレンスで話し合いを続け、三つの方針を提示し、それぞれのメリットとデメリット、治療後の経過について説明しました。

①入院して治療に専念する
↓余命は不明
②中心静脈栄養を入れたまま退院し、輸液を制限しながら、家で看取る
↓余命は一～二カ月

③中心静脈栄養を中止。できる限り、口から食事を取り、家で自然に看取る
↓余命は約一週間

家族はいろいろと迷い、議論を重ねました。最終的に、レイ子さんと主に介護する次女の意見を尊重し、③の方針に決定しました。退院して、レイ子さんは中心静脈栄養の処置がなくなったこと、自宅に帰れたことを大変喜びました。私たちは家族にもう一度意思確認をし、点滴をしないで自然に看ていきました。

退院一週間後、苦しむこともあまりなく、レイ子さんは永眠しました。レイ子さんは最期に「レイ子はこれから死にます。でも、不安はありません」と家族と筆談されたそうです。本人の強い意思に導かれ、周囲も決断したケースでした。

11 選択肢の提示と自己決定の支援

諭《さとし》さん（八十五歳、仮名）は脳梗塞を何度も繰り返し、寝たきりとなり、奥さんが長年、献身的に介護してきました。近くに住んでいる次女も毎日のように介護を手伝い、県外に住む長女も頻繁に帰って来ていました。

飲み込む能力が落ちていた諭さんは、ある時、誤嚥性肺炎《ごえんせいはいえん》（唾液や食物を誤嚥した際に細菌も共に肺に流れ込み、それによって起こる肺炎）を起こして入院。肺炎の症状は良くなりましたが、思うように食事ができません。病院の主治医は胃ろう栄養を勧めました。しかし、家族は「長年療養をしてきたので、無理やり栄養を注入して延命するのではなく、口から食事を取り、食べられなくなったら自然に看取ってほしい」と希望しました。ところが、主治医は「せっかく肺炎を治療したのに、栄養を入れずに亡くなっていくのは忍びない」と胃ろう栄養以外の選択肢を提示しなかったのです。

家族は在宅医療を求め、当院に連絡がありました。在宅医療を開始後、諭さんは少し元気になり、親戚や近所の方の訪問もあり、良い時間を過ごしていました。しかし、食事や水分

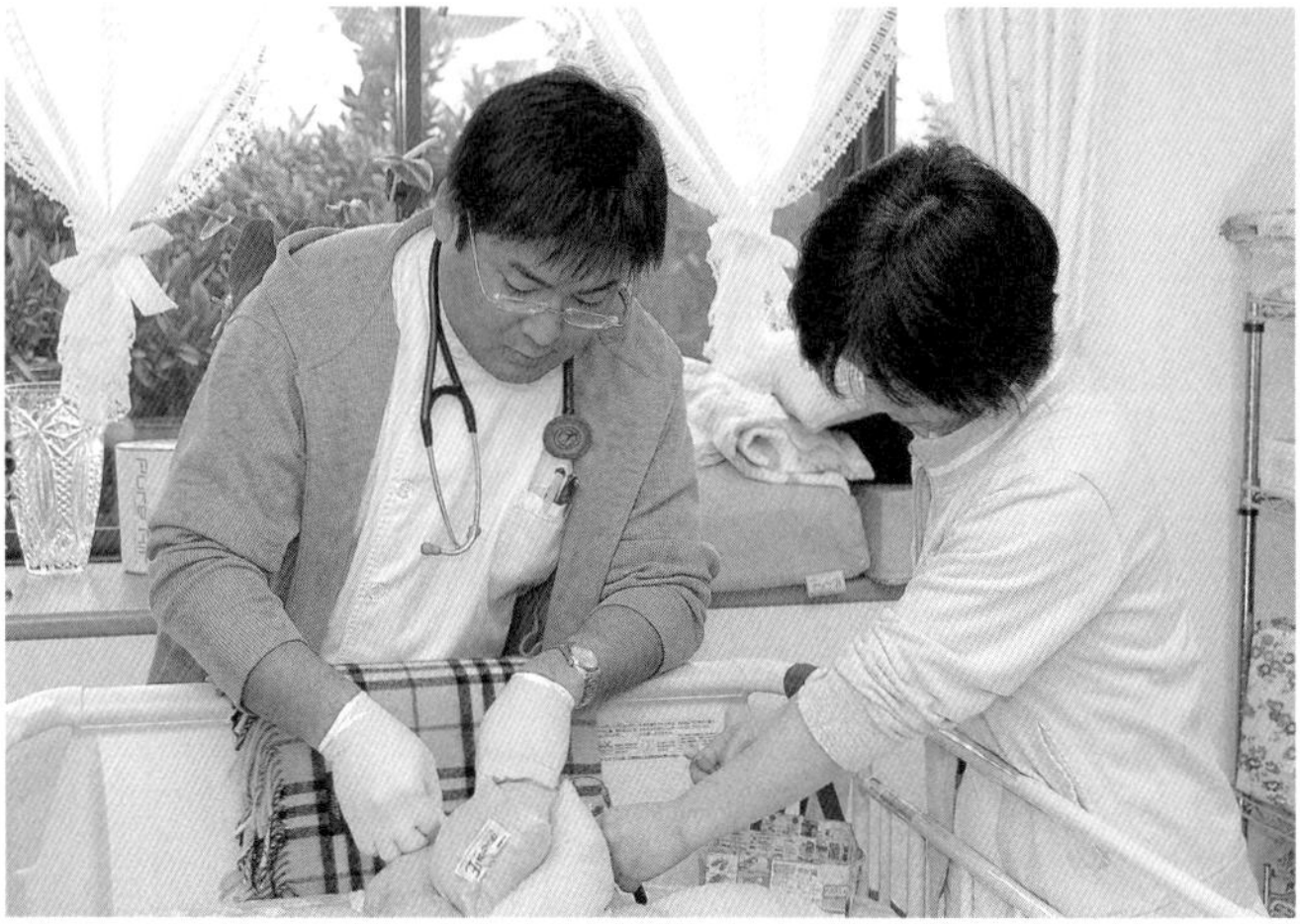

自宅で高度な医療を導入することも可能

の摂取は少なく、何度か輸液をしましたが改善せず、誤嚥性肺炎を再発。私たちは入院も勧めましたが、家族は自宅でできる範囲の医療を希望しました。呼吸困難になり、在宅酸素療法（自宅で酸素吸入をする治療法）と痰《たん》を吸引するための機械を導入しました。水分補給のための点滴は行わず、次第に脱水状態となり、傾眠傾向（意識障害の一つ）へ。最期は痛みもなく枯れるように亡くなりました。家族水入らずで最期の瞬間を過ごした後、私たちに連絡がありました。

　奥さんは、「先生が言った通りに身体の状態が変化して、最期を迎えられました。主人は楽だったと思います。家族は十分に泣いてお別れをしました。私も主人を無事見送ることができて、本当に感謝しています。私たちの希望通りの最期でした。ありがとうございました」と言いました。

日本では、新たに胃ろう栄養をする方は年間約二十万人、現在胃ろう栄養を行っている方は約四十万人いるとされています。日本以外で、これほど大勢の方が胃ろう栄養を行っている国はありません。日本は医療保険制度のもと、望めば誰でも胃ろう栄養の処置をすることができます。しかし、患者さんの生き方や死生観を考えたとき、本当に必要な処置なのかをよく検討する必要があります。そして、医療従事者も、患者さんや家族が最期に後悔をしない選択は何なのか、十分な説明と選択肢を示しながら、自己決定を支援しなければなりません。

現代の医療は病気を治すことを目的としており、病院では患者さんが亡くなると、「力及ばずこのような結果となり、申し訳ありませんでした」というやり取りになってしまいます。しかし、どんなに素晴らしい医療を持ってしても人間はいつかは必ず亡くなります。在宅医療では、在宅医療での限界を伝え、どのような最期を迎えたいかを一緒に考えていきます。自宅でよい最期を迎えることが在宅医療のゴールです。もちろん患者さんが亡くなる悲しみはありますが、在宅医療は患者さんが亡くなっても感謝される医療なのです。

12 スーパーじいちゃんの介護

八十六歳の睦月《むつき》さん（仮名）は、二年くらい前からうつ傾向が強くなり、食欲も低下し、寝たきりで過ごしていました。ご主人の宏一さん（九十二歳、仮名）と息子さんとの三人暮らし。息子さんは日中仕事のため、宏一さんが主に介護していました。

宏一さんは九十二歳にして、パソコンを使って家計簿をつけたり、インターネットで栄養剤の注文もするスーパーじいちゃんです。

ケアマネジャーを通じて、私たちに診療の依頼がありました。訪問し始めた当初は、四六時中「胸が痛い」「頭が痛い」と、睦月さんから不調の訴えが多かったのですが、宏一さんが上手に受け止めて看ていました。

宏一さんも高齢で、倒れたらいけないので、デイサービス（昼間に日帰りで利用できる介護施設）やショートステイ（要介護者が施設に短期間入所すること）などの通所サービスの利用をずっと勧めていました。ところが、宏一さんは「本人が嫌がるのでかわいそうだからいいです」と言って、利用しませんでした。

ある夜、往診に呼ばれ訪問すると、睦月さんから「胸が苦しい」と言われ、診察して心電図の検査もしました。しかし、肺も心臓も悪くありません。「いつものことじゃがな。心配いらん」と宏一さん。私が「大丈夫ですよ、心配いりません」と言うと、睦月さんは安心され、症状も落ち着きました。

その後、抗うつ薬を使うと睦月さんの訴えも少なくなり、食事の量も増えてきました。ラコールという栄養剤も出していましたが、本人が嫌がって飲んでいませんでした。ある時、宏一さんが「お粥《かゆ》にラコールを混ぜたら、甘くておいしくなって、どんどん食べるようになった。おいしいなあ、ラコール粥は」と言われました。

このラコール粥のおかげで、睦月さんは栄養がついて元気になっていきました。私たちは宏一さんの柔軟な発想力に驚かされました。いろいろと工夫しながら、寝たきりの奥さんの介護をするスーパーじいちゃん！　恐るべし!!

13 時には〝ええ加減〟がいい!?

寝たきりのエミ子さん（八十三歳、仮名）を長年介護されている娘の陽子さん（仮名）。エミ子さんは、胃ろう栄養やインスリン自己注射、尿カテーテル（尿が出ない時などに尿道に管を入れて尿を体外に出す医療処置）などの処置が必要な重度の患者さんです。陽子さんは几帳面《きちょうめん》な性格で、すべてきちんとしないと気が済みません。そのため、ヘルパーやデイサービス、ショートステイなどのサービスもほとんど利用せずに頑張ってきたのです。

私たちが自宅に行き始めてから、介護を楽にする方法や休む方法を陽子さんに教えました。「自宅でお母さんと長く過ごすためにも、陽子さんが倒れては元も子もない」と話し、陽子さんは少しずつ、ショートステイを利用するようになってきました。

ある時、陽子さんから「胃ろうから栄養剤を注入したら、おなかが張ったりします。何か薬はないですか」と聞かれました。「元気な人でも、食べたくないときや胃がもたれるときがありますよね。お母さんも同じです。いつも決まった時間に自分の意思とは関係なく、栄養をどんどん注入されたら嫌なときもあります。栄養は十分取れていますから、時には一回注入を飛ばしたり、少なめにしてもいいんですよ。在宅医療では〝ええ加減〟が大事なんです。〝いい加減にして放っておく〟という意味じゃないですよ。〝丁度いい加減〟という意味です」と私が話すと、陽子さんも「そうですね。少し肩の力を抜かないといけませんね」と納得してくれました。

その日の帰り際、陽子さんが「先生、〝ええ加減〟でやってみます」と笑顔を見せてくれたのが印象的です。在宅医療では、一生懸命に頑張る介護者が多いですが、時には〝ええ加減〟にして頑張らないことも大切なのです。

14 深夜の大根

脳梗塞後遺症のシゲさん（七十一歳、仮名）は、たびたび誤嚥をして発熱し、近所の開業医の先生が往診していました。しかし度重なる往診依頼のため、開業医の先生では対応できなくなり、当院が診療を行うことになりました。娘の愛子さん（仮名）も献身的にシゲさんを介護していました。

最初は病状が不安定で、往診依頼が頻繁にあり、肺炎で入退院の繰り返し。私たちは、シゲさんの状態が悪化する原因が誤嚥にあると考え、胃ろう栄養と痰の吸引処置を勧めていました。しかし愛子さんは、自宅での医療処置への恐怖心から、なかなか決心できずにいました。

ある日のこと、大雨の深夜に往診依頼がありました。痰がたまっていたので吸引をしたら、シゲさんはすっきりとした様子に。帰り際、「深夜に往診してもらい、ありがとうございました。お礼においしい大根があるので持って帰ってください」と、愛子さんから葉っぱのついた立派な大根を渡されました。ありがたくいただき、車の助手席に大きな大根を載せ、クリニックまで戻ったのを今でも鮮明に覚えています。

その後、胃ろう栄養や痰吸引の知識や必要性について、愛子さんに時間をかけて説明しました。愛子さんは納得され、それらの処置を導入。愛子さんも吸引の技術を覚え、今では私たちが吸引をしようとすると、愛子さんは「私のほうが母の吸引は上手にできます」と吸引チューブを取り上げるほどです。その結果、シゲさんの誤嚥を予防することができ、全身状態も落ち着いて、往診で呼ばれることもほとんどなくなりました。

在宅医療で往診に呼ばれるのには、何かしらの原因があります。その原因を突き止めて解決することで、病態も安定します。しかし、一般の方が自宅での医療行為を理解することはなかなか難しく、わかりやすい説明と受け入れる時間が必要だとあらためて思いました。そして、心身状態が悪いときにはきちんと往診して不安を取り除いてあげることが、在宅療養を継続できる大きな要因でもあったのです。

シゲさんの療養の歴史は愛子さんの成長の歴史でもあります。愛子さんは長年の介護と技術が認められ、介護関係の団体から優秀介護者として表彰されました。私たちは愛子さんと喜びを分かち合いました。

深夜に往診して、大根をいただくことはもうないと思いますが、今では懐かしい思い出です。

15 「もっと早く自宅に連れて帰ってあげるんだった」

六十六歳の冬彦さん（仮名）は、自宅で小さな会社を経営。奥さんと息子さん夫婦、幼稚園のお孫さん二人と同居し、幸せに暮らしていました。

会社の後継ぎが決まり、引き継ぎで忙しい頃、冬彦さんを病魔が襲いました。歩行困難となり、病院で受診したら、脳に腫瘍を発見。実は肺がんが進行していて、脳に転移し、歩けなくなったのです。

放射線治療や抗がん剤治療も行いましたが、徐々に全身状態は悪化していきました。中心静脈栄養の管や酸素吸入、麻薬の注入器など、医療処置が非常に多い状態でしたので、病院の医師も家族も、自宅に帰るという選択肢は考えていなかったようです。すると、冬彦さんの口から「家に帰りたい」という言葉が出たのです。「こんな状態で帰るのか」とみんな驚きました。

当院に紹介があり、私たちはまず病院でカンファレンスを開きました。家族、病院の医師や看護師、地域医療連携スタッフ、ケアマネジャー、訪問看護師が集まり、退院に向けて話し合いました。家族は冬彦さんのがんが判明してから、短期間で状態が急変したのでいろんな戸惑いがあったようです。実際に私が冬彦さんを診たところ、一～二週間持たないという印象でした。病院の看護師や在宅医療・介護の連携スタッフも「もしかしたら帰るときに亡くなられるかもしれない」と思っていたようでした。

私たちは患者さんの情報の共有と、自宅でのサービス体制や療養方針などを確認しました。冬彦さんには、家族に囲まれながら、自宅で有意義な時間を過ごしてほしいという気持ちでいっぱいでした。もしかしたら冬彦さんは、自分の会社の引き継ぎをきちんとしたかったのかもしれません。

奥さんは自身の体力に自信がなく、介護に対する不安も大きかったようですが、在宅医療・介護チームでさまざまなサポートをしていきました。

自宅での療養を開始してまず、治療重視の病院医療からケア重視の在宅医療への転換を行いました。冬彦さんの余命は一～二週間、最悪二～三日もあり得る状態と考えて、在宅医療チームと家族との意思を統一しました。中心静脈栄養は段階的に減量。また、発熱を抑えるためにステロイド剤を増量しました。在宅医療では治療を行うのではなく、本人を楽にする

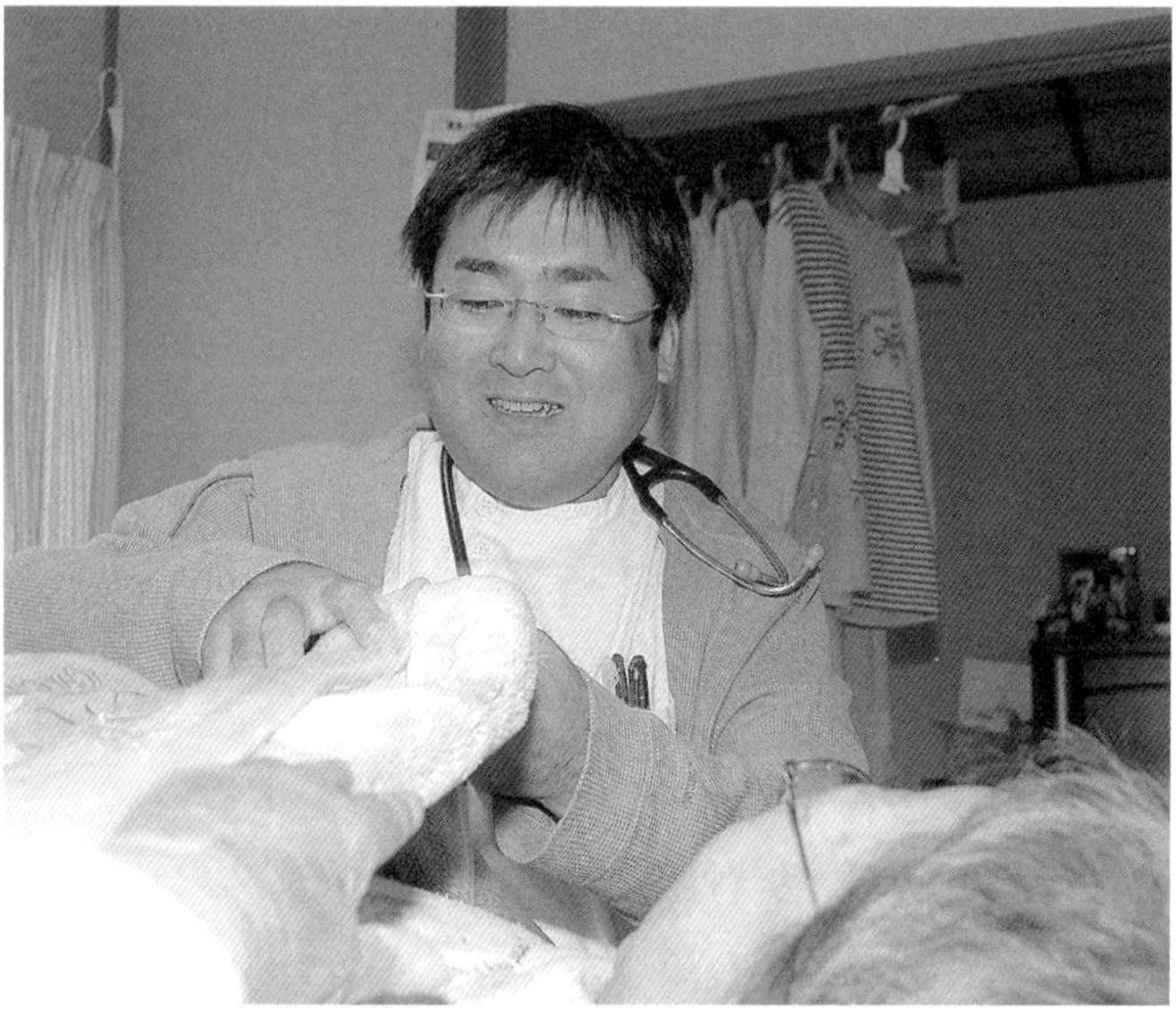

患者さんの体調をチェック

ことを最優先して医療を行っていきます。その〝楽にする医療〟は病院医療に決して負けないと、私たちは自負しています。

訪問診療は一日一〜二回、訪問看護は一日二回、ヘルパーもその間に食事や入浴などの介護を行いました。そのうち、輸液を体内で処理できなくなり、吸引が必要となったため、輸液を減らすと痰も少なくなっていきました。退院してから一週間、冬彦さんは自宅で家族に見守られて亡くなりました。

奥さんは、「最期は苦しまずに逝けたと思います。家に帰ってから、私もゆっくりと眠ることができ、病院にいるときより楽でした。ここまで先生方が熱心に診てくれることを知っていたら、もっと早く自宅に連れて帰ってあげれば良かった」と言いました。早い段階で在宅医療を提案する必要性と、余命の見極めの重要性を実感しました。

16 友情のギプス

七十三歳の栄子さん（仮名）は、末期の大腸がんで全身に転移していました。入院がどうしても嫌で「最期まで家にいたい」と望んでいました。栄子さんはとてもかわいらしい人で、私たちが訪問すると「先生が来ると安心する」といつも笑顔でした。

訪問看護師から「骨盤の中央にある仙骨部に褥瘡《じょくそう》が生じている」と報告がありました。しかしお尻を診ようとすると、「先生、嫌よ！　なんぼおばあちゃんでもお尻を見られるのは恥ずかしい！」と言って、診察させてくれませんでした。

栄子さんの強い希望もあって、ご主人がほとんど介護をしていました。痛みも薬で抑えられ、落ち着いた時間を過ごしていましたが、徐々に全身状態は悪化。あと一～二週間くらいしか持たないと考えていたある日、訪問すると「先生、昨日から左腕が痛いんです」と栄子さんが泣きそうな顔をしています。左の上腕の半分くらいでぽっきりと折れていたのです。特に打撲した様子はなく、がんが転移した骨が自然に折れたのでしょう。骨を真っすぐに治し、固定しました。「おむつ交換や体位を変えるたびに痛みが生じるので、ギプスで固定したほうがいいですね」と話し、ギプスを巻くために往診してくれる整形外科の先生を探すことにしました。しかし、なかなか応じてくれる先生がいません。近くの整形外科を中心に電話をしても、返ってきた答えは冷たいものでした。「レントゲンも撮らずにギプスを巻くことはできない」とか、「もうターミナルケア（終末期医療）なんでしょう？　痛み止めでも使ったらいいんじゃないですか」など言われ、栄子さんやご主人にとても伝えられません。

考えた揚げ句、私の大学時代に仲の良かった整形外科の友人に依頼することにしました。ただ、彼は栄子さんの自宅から車で四十分もかかる病院に勤めています。思い切って電話すると、彼は「困ってるんやね。いいよ、明日行くよ。外来があるから昼休みでいい？」と快く言ってくれました。翌日の昼、私も看護師を連れて訪問し、彼と一緒にギプスを巻きました。すると栄子さんは「痛くなくなった」と言って、うれしそうに右手でギプスを持ち上げて喜ばれました。

整形外科医の友人は、自分の昼休みを利用して協力してくれたのです。看護師が付いていなかったところを見ると、病院には内緒だったのかもしれません。彼は「患者さんが喜ぶ姿が見られて感動した。これくらいお安いご用だから、また何かあったら連絡してね」と言って、帰って行きました。

それから二週間後、栄子さんは亡くなられましたが、ずっとギプスを巻いてもらったことを感謝していました。ギプスを巻かずに「痛い、痛い」と苦しんで亡くなっていたら、ご主人はどんなに後悔したことでしょう。私も〝友情のギプス〟に感謝です。

17 一升瓶を片手に訪問

末期の咽頭《いんとう》がんで入院していた勲《いさむ》さん（六十四歳、仮名）は、少量なら食事を取れる状態になったこともあり、介護のため病院通いを続けている奥さんの負担を減らそうと在宅療養を始めました。最初は奥さんのためでしたが、勲さんも在宅療養には病院とは違った良さがあることを実感していました。

自宅は住み慣れた環境で、自然と気持ちが落ち着くということです。勲さんは神経の細やかな方で、人や環境の変化に敏感で、慣れるのに時間がかかる人でした。病院では、常に緊張した中で検査や治療を受けていたそうです。表情は硬く、精神的な落ち込みが激しくなり、精神科でうつ病の治療も受けていました。それが家に帰ると、リラックスして笑顔も見られ、抗うつ薬もいらなくなったのです。趣味だったカメラを持って、車いすで外出して楽しまれていたほどです。

いつも奥さんや息子さんと一緒にいられる安心感も大きかったと思います。奥さんは忙しい介護の合間に家事をしたり、自分の時間も作れ、気持ちに余裕もできました。最も良かったのは、勲さんが自分の好きなことをできるということです。勲さんは日本酒が大好きな方でした。もちろん病院からはお酒を禁止されていました。

ある日、私が部屋の片隅に置いてあった日本酒の瓶を発見。奥さんは申し訳なさそうに、「先生、すみません。本人がどうしても飲みたいというもので、つい飲ませていました」と何度も頭を下げました。私が「いいえ、別にいいんですよ。自由に好きなお酒を飲めるのが家のいいところなんです。ところで、どれくらい毎日飲んでいたんですか？」と聞くと、奥さんが小声で「それが五合くらい」と答えました。私はびっくりしながらも「そんなに飲める意欲と体力があるのはいいことですよ」と言いました。

次の日、行きつけの居酒屋の主人に仕入れてもらった極上の日本酒の一升瓶を持参しました。「僕からのプレゼントです！」と手渡すと、勲さんも奥さんもとても喜んでくれました。当院の別の医師には「一升瓶持参の医者か。まさに在宅医療ならではだね！」と言われました。最期は「楽なように、やりたいように、後悔しないように」です。

18 「これで良かったんだよ」

春好《はるよし》さん（六十九歳、仮名）は肺がんを患い、酸素吸入をしながら自宅療養を開始しました。奥さんは一生懸命介護していましたが、自身も乳がんを抱え、体力的にきつい様子でした。県外の二人の息子さんも、頻繁に帰って来ていました。

本人は延命医療ではなく、自然な看取りを希望していたので、点滴をしませんでした。あと一週間も持たないだろうと思った矢先、奥さんの体調が悪化し、奥さんから「主人を入院させてほしい」と頼まれました。しかし、春好さんは「絶対に入院は嫌です。家で看取ってほしい」と言われます。本人がここまで自宅での看取りを希望しているのなら、後に悔いを残すと家族自身もつらいと思い、何とか介護負担を軽減する方法を提案しました。

（1）小規模多機能施設（通所や訪問、宿泊を組み合わせて提供する介護サービス）の利用
（2）デイサービスの利用
（3）ショートステイの利用
（4）家政婦（日中のみもしくは夜間のみ）の利用
（5）ヘルパーと訪問看護を組み合わせて奥さんが休める時間を作る
（6）一時的入院

どれも受け入れられませんでした。春好さんの自宅への思いは強く、意思が固かったのです。息子さんは、体力の限界だったお母さんを見て、「お父さんには申し訳ないけれど、入

院してもらおう」と苦渋の決断をされ、私たちもその準備に取りかかりました。

しかし、入院する前に春好さんは旅立たれました。奥さんと息子さんに見守られながら、希望された自宅で穏やかに逝かれました。これ以上はない選択でした。最期にみんなが後悔しないような選択をして、満足してもらうことが私たちが一番望むことです。助けられたのは、他に良い方法を家族に提案できなかった私たちのほうかもしれません。

今頃、春好さんは天国で「これで良かったんだよ」と言って、家族を見守っているでしょう。

19 人気者のおばあちゃん

八十七歳のときさん（仮名）は認知症があり、近所のグループホームに入居していました。ときさんはグループホームの人気者で、他の入居者や職員さんから愛されていました。

ある時、ときさんは食事が取れなくなり病院を受診したところ、進行した胃がんが見つかったのです。そして、入院することになりました。認知症の患者さんは、住み慣れた生活の場から環境が変わると、不穏な症状が出てきます。ときさんも例外ではありませんでした。入院中に点滴を抜いたり、興奮したりしました。息子さんたちは手術や抗がん剤などの治療を望まず、ときさんはグループホームに戻りました。余命は二カ月程度。「最期は自宅に連れて帰りたい」と息子さんたちが希望しました。

その後、当院が訪問診療を行いました。家族は、ときさんとの残りの日々を大切に過ごそうと、毎日グループホームを訪れていました。ときさんは食欲も回復し、痛みがなくなり、グループホームでしばらく落ち着いた状態が続き、また人気者のときさんに戻っていました。しばらくして、下血を起こしました。家族は、病院への搬送はせず、医師を同伴して自宅にときさんを連れて帰りました。ときさんは、自宅で息子さん夫婦とグループホーム職員に献身的に介護され、九日後に息を引き取りました。点滴や吸引は行わず、最期は家族や親戚に囲まれ、穏やかに旅立ったそうです。

認知症の方の場合、入院すると認知症が悪化することが多いようです。その時に、患者さんは点滴や治療のために拘束され、家族がずっと付き添う必要も出てきます。治る治療ならまだ良いのですが、そのような最期を迎えることが本当に本人や家族にとって後悔のない選択なのでしょうか？　家族に介護力がない場合でも、点滴などの処置をしなければ、グループホームで過ごすことができます。本人や家族が余命の診断を受け止め、しっかりと方針を決めれば、最期は自宅に帰ることもできるのです。

20 医師にも在宅医療の啓蒙を

数年前、末期の胃がんで、あと一カ月持たないと告知された幸枝《ゆきえ》さん（七十五歳、仮名）と家族の話です。「退院して家で看取りたい」と主治医に伝えた息子さんは、「あなたはお母さんを殺すつもりですか？」と主治医に言われたそうです。それを聞いた娘さんはショックを受け、インターネットで調べて「本人や家族が望んでも家で亡くなることはできないのですか？」と泣きながら、当院へ連絡してきました。私たちは「そんなことはありません。皆さんが望むなら、自宅で介護し、看取ることはできますよ」と説明し、自宅での療養を始めました。一カ月間、幸枝さんは息子さんや娘さんたちから手厚い介護を受け、家族に見守られながら、最期を迎えました。

最近ではもうこんなことはないと思っていましたが、余命一週間と診断された患者さんの家族が、「自宅で看取りたい」と言うと、主治医から「家で亡くなったら警察沙汰になります」と冷たく言われたそうです。

医師に在宅医療を否定されると、家族はなかなか反論できないものです。医師でさえ、自宅での看取りにはまだまだ誤解があるのです。医師にも在宅医療の選択肢を啓蒙《けいもう》しなければならないと強く感じました。

21 奇跡の人!?

たんぽぽクリニックでは、患者さんの誕生日にお花をプレゼントします。お花を渡すと、本人も家族も本当にうれしそうな顔をされます。私たちも幸せな気分となる一瞬です。その時に患者さんと一緒に写真も撮っています。

信子さん（八十三歳、仮名）の誕生日。お花を渡すと、信子さんはベッドに座ってほほ笑んでいます。娘さんが毎年撮っていた写真を出すと、全部で七枚もありました。

七年前、信子さんが退院した当初、脳梗塞の後遺症のため、完全な寝たきりで意識もなく、胃ろう栄養や気管切開もしていました。介護を始めた娘さんは、いろんな処置が必要なことに不安を抱えながら、退院を決断しました。自宅で療養環境や介護サービスを整え、自宅療養がスタートしました。一日三回の胃ろう栄養の注入や一時間ごとの吸引、おむつ交換や体位変換など、娘さんの介護は大変なものでした。

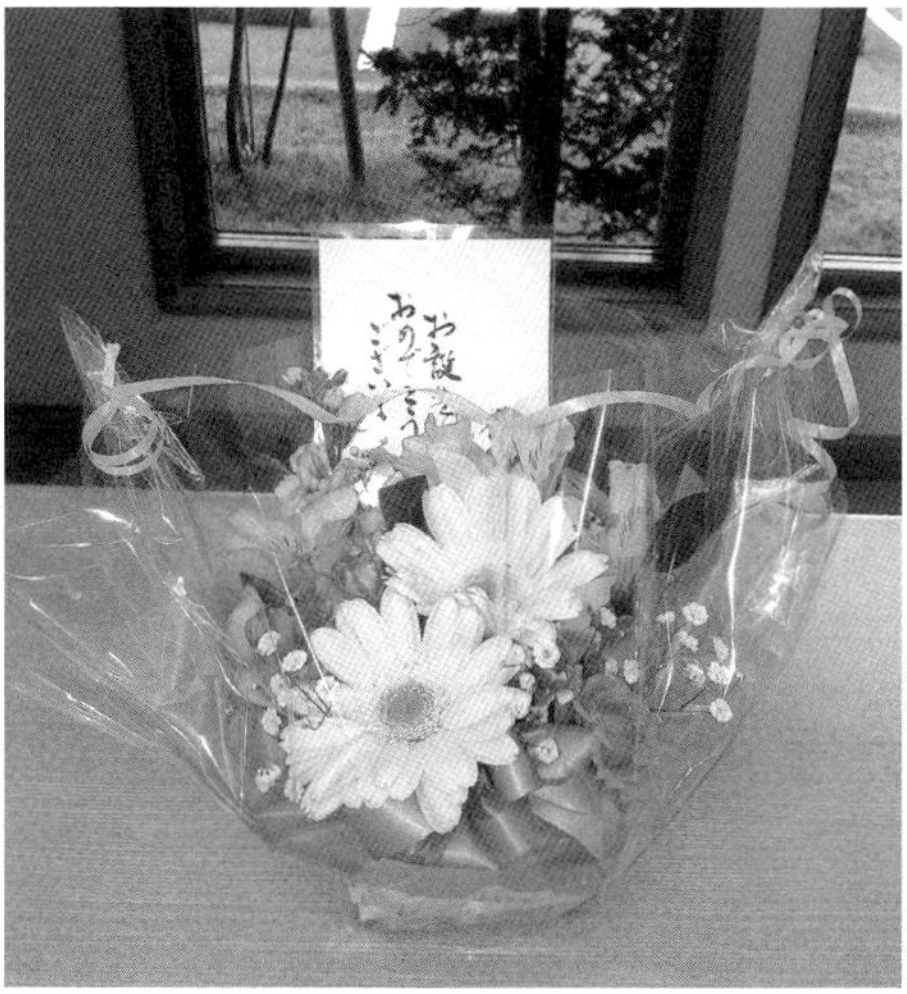

患者さんに贈る誕生日の花

　そんな中、娘さんは信子さんの意識がない状態にもかかわらず、テレビを付けてあげたり、信子さんが好きだった本を読み聞かせていました。毎日あきらめずに、いろんな刺激を信子さんに与えていたのです。少しずつ反応が出てきて、信子さんの意識がはっきりしてきました。吸引の回数が減り、気管切開のために喉元に開けられた孔は閉じられました。その後、信子さんは自ら本を読み、テレビも見るようになりました。食事も口から取ることができるようになり、胃ろう栄養の管も体から抜きました。リハビリを続けると、トイレに歩いて行けるようになり、今は散歩も楽しんでいます。まさに信子さんは奇跡の人です。

私は信子さんや娘さんと七枚の写真を見て、その変化に驚きながら、思い出話に花が咲きました。「この頃のことはまったく覚えてないんですよ。先生にも大変お世話になったそうですね。ありがとうございました」と信子さんが話すそばで、娘さんが涙を流していました。決してあきらめてはいけないことを、私たちも教えていただきました。

22 生まれ故郷の沖縄の海が見たい

子宮がんを患った四十歳の和美《かずみ》さん（仮名）。がんは全身に広がり、主治医から「もうこれ以上、治療はできない」と説明されました。

和美さんはご主人と二人暮らしで、お子さんはいませんでしたが、愛犬のタロをかわいがっていました。

肺に転移して呼吸困難になっても、それでも和美さんはご主人とタロと一緒に過ごしたいと思い、主治医に「家に帰りたい」と話しました。すると、主治医から「こんな呼吸状態では、帰る車の中で死ぬかもしれない」と言われました。和美さんは「それでもいい！ 帰るときに死んでもいいから家に帰らせてほしい！」と主治医に頼みました。

そして当院に依頼があったのです。和美さんの気持ちをくんで引き受けることにしました。どこで亡くなるかは本人の自由です。病院の主治医も車に同乗し、和美さんを家に連れて帰りました。幸い呼吸状態の悪化もなく、無事に到着しました。

退院後、ステロイド剤の使用を開始しました。ステロイド剤は、だるさを解消したり、食欲を増進する働きがあります。緩和ケアではこの薬を使って患者さんを楽にしますが、手術などを行う急性期病院では、副作用を嫌ってあまり使いません。私たちは、とにかく本人の身体状態を楽にすることを優先しています。和美さんもステロイド剤の使用で、みるみる呼吸状態が良くなりました。ベッドの上で座ったり、車いすに乗ったり、食欲も出てきました。たとえ一時的な改善だとしても、気持ちが前向きになることは、在宅医療では重要なことです。

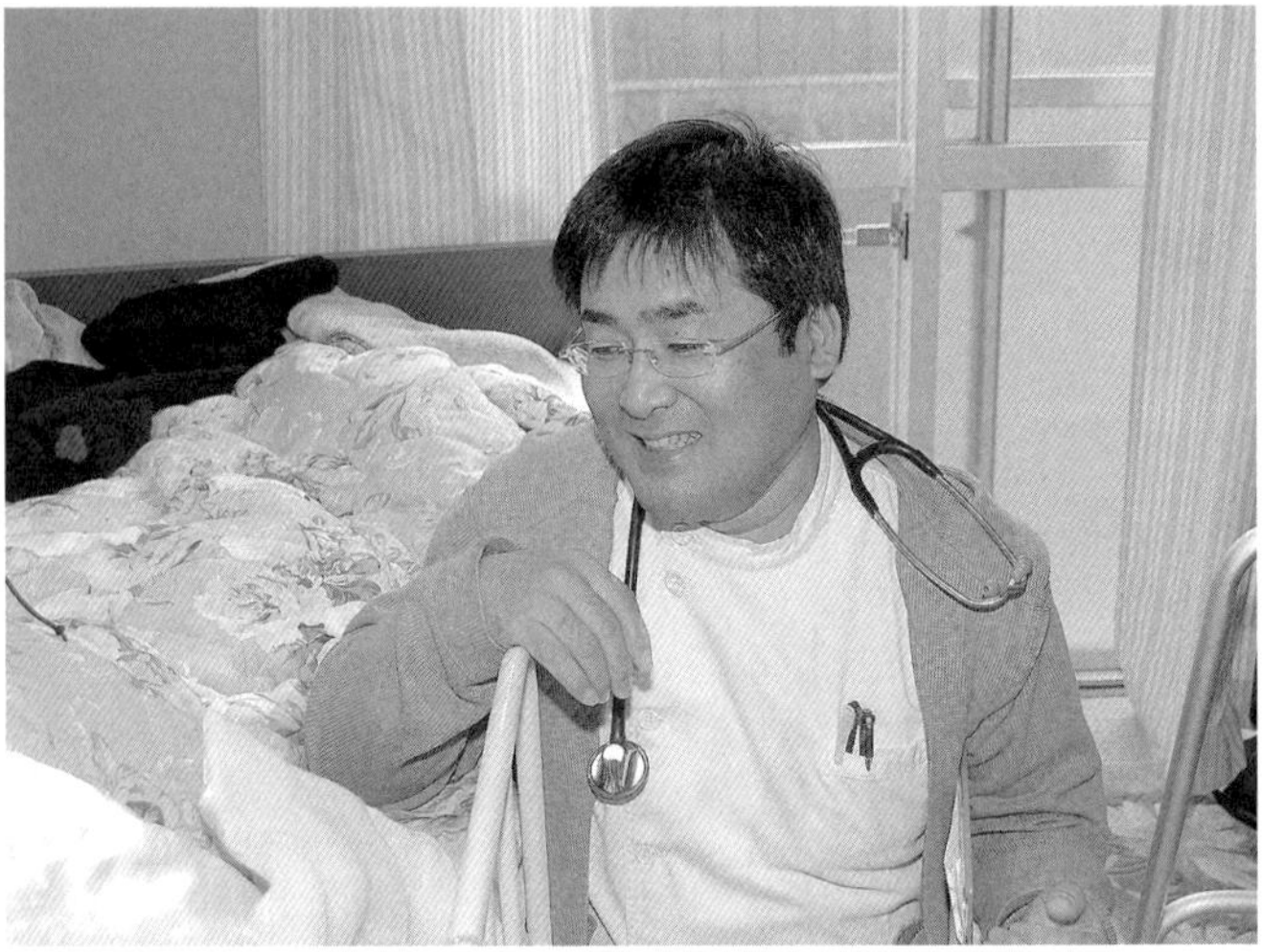

患者さんとの談笑

　ある時、和美さんは「一人で何もしていないと不安になるので、編み物を始めたのよ」と言いました。私は「つらさは一人で抱え込まずに、ご主人や私たちに話してください。みんな、和美さんのために何かしてあげたいと思っています。遠慮なく、つらい時につらい、しんどい時はしんどいと言ってください」と伝えました。その後、パンパンに腫れていた両足も、利尿剤を使用したり、入浴やマッサージで血行を促したりすることで改善しました。

　ステーキを一枚平らげるほどに回復した和美さんは、「故郷である沖縄の海を見たい。大好きなタロと海岸で遊びたい！」と言いはじめました。しかし、さすがに沖縄は無理な状況です。私たちはご主人と相談して、車いすで和美さんを近くの海岸に連れて行く計画を立てました。介護タクシーを準備し、お弁当を持参して、私や看護師、ヘルパー、ケアマネジャー、事務スタッフなど十数名の大所帯での外出です。和美さんは、大好きなご主人やタロと浜辺で遊びました。海岸を見渡しながら、お弁当も食べました。あれほどうれしそうな和美さんを見たのは初めてでした。

翌日、訪問すると「海が見れてよかった！ みんなと一緒に行けて本当に楽しかった！ まだ興奮しています」と和美さんから言われました。

しかし、良い状態は長くは続きません。ふたたび呼吸状態が悪化し、食事も取れなくなっていきました。私たちは、できる限り和美さんが楽になるように努力しました。深夜に往診したとき、「息が苦しい。誰かと話がしたい。死にたくなっちゃった……。主人にも迷惑かけるし」と和美さんは弱気になっていました。

翌日、和美さんは呼吸困難になり、「早く早く、救急車呼んで！」とパニック状態になりました。すぐ駆けつけて注射をすると、少し落ち着きましたが、和美さんは「みんなに迷惑かけるので、病院に行きたい」と訴えます。ご主人は「病院のほうがしんどいよ。家にいよう」と和美さんを励ましましたが、結局、本人の強い希望で病院に搬送しました。病院に行った翌日、和美さんは「やっぱり家に帰りたい」と言われたそうですが、その夕方、静かに息を引き取りました。

和美さんと行った海で撮った写真をアルバムにして、ご主人にプレゼントしました。和美さんの最期はどうすることが正解だったのか、今でも私たちの結論は出ません。でも、和美さんとの思い出は、私たちの心の中で今も輝いています。

23 松山市でのへき地医療

農家の清和《きよかず》さん（九十歳、仮名）の自宅は山の中にあり、周りに医療機関はありません。奥さんや息子さん夫婦、お孫さんやひ孫さんと暮らす大家族。高齢になってから農作業はできませんでしたが、子どもたちの顔を見るのが楽しみでした。

ある時、清和さんは血を吐き、救急車で運ばれました。病院で肺がんと診断されたときは転移していて、すでに手遅れだったのです。清和さんは認知症もあり、積極的な治療は難しい状態でした。家族は自宅での自然な看取りを希望されました。往診してくれる医者を探しますが、遠方のためなかなか見つかりません。ケアマネジャーを通して、当院に紹介がありました。清和さんの自宅は当院からも車で三十分以上かかります。私たちは、病状が悪化したときに十分な対応ができるか何度も検討し、受け入れることに決めました。

訪問し始めたのは七月の暑い時期でした。自然に囲まれ緑いっぱいの道中は、私たちの心を癒やしました。清和さんは穏やかな方で、家族もいつも訪問を感謝してくれます。奥さんは、診察を終えて帰る私たちにアイスクリームを出してくれました。私と看護師二人だけなのに、いつも十本くらい出してくれるのです。アイスクリームを食べながら帰る道中は格別のものがありました。いつの間にか、清和さんの診療や訪問看護は「癒やしのコース」と呼ばれ、職員の間でも話題となっていました。

しばらくすると、清和さんの病状は悪化。徐々に痛みが出て、食事も取れなくなりました。最期は点滴をせず、自然に経過を見ていきました。清和さんが亡くなるとき、家族全員と親戚に見守られていました。

死亡診断をして帰るとき、家族から「苦しまずに亡くなることができて良かったです。大勢の親戚で見送ることができました。こんなところまで来ていただいて、ありがとうございました」と感謝されました。

必要とされる喜びを感じることができ、私たちのほうがありがたい気持ちでいっぱいでした。

24 がんでない方の自宅での看取り

万象《ばんしょう》さん（八十三歳、仮名）は、数年前から徐々に認知症となり、寝たきりになっていました。両足の関節が動かなくなり、両膝は曲がって変形。完全に寝たきりの状態が長く、褥瘡が悪化したため、訪問診療の依頼を受けました。

診察すると、両膝や仙骨部に深い褥瘡がありました。奥さんの幸代《さちよ》さん（八十歳、仮名）も高齢なため、万象さんの体位を変えることも十分にできません。自動で体位変換ができるエアマットを導入し、訪問看護で褥瘡の処置をすることになりました。

万象さんは毎日褥瘡の処置を受けていましたが、幸代さんに介護疲れが見えてきました。

そんなある日、万象さんが誤嚥性肺炎で入院することになりました。口から食事を取ることが不可能になったため、二十四時間点滴をしなければなりません。その後、胃ろう栄養となりましたが、幸代さんは入院中もずっとそばに付いているため、疲労はたまる一方でした。

肺炎の症状がある程度落ち着いたので、万象さんの退院が決まりました。しかし気管支炎の症状を抑えられていないため痰が多く、吸引が必要です。幸代さんに吸引の指導を行ってはいましたが、一日四回以上吸引をしなければならず、毎日朝夕の二回看護師が訪問してサポートしました。しかし、万象さんは発熱が

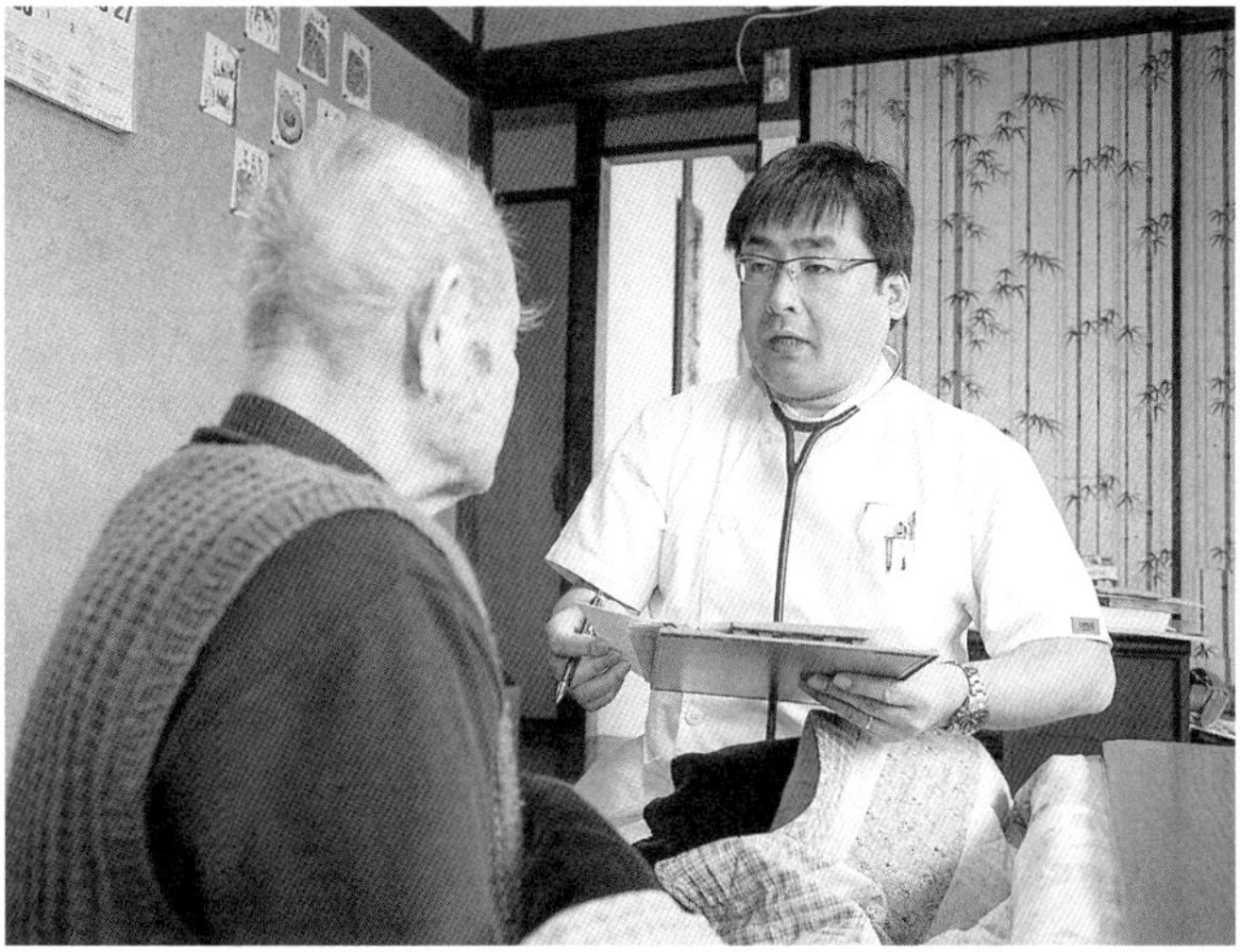

十分話し合いをして、落ち着いた状態で自宅で過ごす

続き、呼吸状態もさらに悪くなり、肺炎が再発してしまったのです。

　病院でのミーティングでは、再入院するか在宅医療を続けるか、スタッフ間で意見が割れました。肺炎の治療で良くなる可能性はありますが、前回も状態が不安定なまま帰宅しました。今度は病院で亡くなる可能性も十分にあります。末期がんの患者さんの場合、入院しても病気が良くなるわけではないので、看取りの場所を明確に意識しながら療養場所を考えます。万象さんのようにがんでない患者さんの場合は、「入院すれば治るかもしれない」と思い、医療従事者も家族も、患者さんの入院を決定することが多いのです。実際、当院の在宅患者さんでも、がんの方の自宅での看取りは七割以上ですが、がんでない方は三割にも満たないのです。

　幸代さんや子どもさんたちと十分話し合い、万象さんは入院せず、自宅で看取ることとなりました。自宅で看取っていく場合は、できるだけ患者さんが摂取する水分を減らしていきます。万象さんは胃ろう栄養をしていたので、いきなり注入を中止することは避けました。しかし、頻繁な吸引で幸代さんが音を上げそうになり、万象さんもつらそうな状態だったので、少しずつ注入の量を減らしました。痰は明らかに少なくなり、むくみも目立たなくなりました。万象さんも楽そうになり、幸代さんも痰の吸引をする必要がなくなりました。

現在、病院では最期まで点滴を続けることが多いのですが、亡くなる前は水分を体内で処理できなくなっています。痰が出なくなってからは、幸代さんも落ち着いて介護ができるようになり、十日間ほど万象さんに「これまでありがとう」と語りかけながら、献身的にお世話していました。そして穏やかに万象さんを見送ることができたのです。

日本人の約三分の一ががんで亡くなる時代です。末期がん患者には介護保険や医療保険での優遇措置がありますが、がんでない病気の場合は優遇措置が少なく、制度的にも看取りに制限があります。どのような病気でも、自宅での看取りの選択肢の提示や制度は平等であるべきだと思います。

25 家族の揺れる気持ちに寄り添う

たまきさん（仮名）は八十九歳の女性で施設で暮らしていましたが、ある日、脳出血を起こして救急搬送されました。寝たきりの状態となったたまきさんですが、一時は口から食べられるまでに回復。しかし、傾眠傾向でウトウトと眠る時間が長いために誤嚥する危険性が高く、病院では嚥下訓練も中止している状態でした。

病院の医師はたまきさんが退院するにあたり、胃ろうを勧めましたが、たまきさんの娘さんは胃ろうを望みませんでした。そのために鼻から胃へとチューブを入れ、そのチューブを通して胃に直接栄養剤を送るという経鼻チューブで命をつないでいました。しかし、娘さんは、たまきさんにはまだ飲み込む力があると信じていたので、口から食べさせてあげたいと思っていました。

自宅へと戻って来たたまきさんに訪問診療を開始し、療養環境の整備をしながら、今後の治療やケアの方針についてお話をしました。

たまきさんは動く左手で経鼻チューブを抜こうとするために、左手が動かないように拘束されており、娘さんはそのことをとても申し訳なく思っていました。そこで私は「食べられるなら、少しでも自分の口から食べさせてあげられるように、リハビリもしていきましょう。でも、経鼻チューブでは、飲み込みの障害にもなり誤嚥のリスクも高くなります。様子を見て、落ち着いているようなら高齢ではありますが、胃ろうの増設をするというのも一つの選択肢かと思います」と娘さんに提案をしました。ただ、経口からある程度食べられるようになれば、経鼻チューブを抜いて口から食べられるだけ食べて、自然に看ていくという選択肢もあることも併せて説明しました。

選択に迷う娘さんに、私は話しました。「お母さんがもし今、昔と同じように判断ができて話せるとしたら、どのように答えると思いますか？　お母さんの命はお母さんのものです。家族の思いもあるでしょうが、一番尊重すべきは、お母さんの思いです。お母さんは今は自分の意思を表明できませんが、お母さんの生き方や価値観、人生観を一番よく知っているのはご家族です。お母さんの気持ちに思いをはせて考えてみてください」。それを聞いた娘さんは大きく頷きました。

退院当初は、経鼻チューブから一七〇〇㎖もの栄養剤と水分を注入していましたが、注入後、ゴボゴボと戻したり、口の中の唾液を吸引しなければならない状態でした。几帳面に注入量を守ろうとする娘さんに、「決まった通り注入しなくてもいいんですよ。元気な人でも食事がほしくないこともあります。ゴボゴボいうときは注入量を減らしたり、一回注入を飛ばしたりしてもいいんですよ」とお話ししました。

娘さんは決断できずにいましたが、その後も何度か経鼻チューブを引き抜いてしまったたまきさんに「やはり、お母さんは経鼻チューブを嫌がっている」と思うようになりました。

できるだけ口から食べさせたいという気持ちも後押しし、もし、胃ろうができるなら胃ろうにしたいと思うようになりました。

病院に連絡し、胃ろう造設のために入院することになりました。病院の医師からは「胃ろうの増設の手術自体は簡単だが、年齢的にも手術中に亡くなるリスクはある。それに、胃ろうにしても誤嚥はする」と説明され、胃ろう造設について悩んでしまいました。娘さんは、もし今、お母さんが意思を表示できたなら、鼻の管も抜いて口から食べられるだけで、自然に逝きたいと言うはずだと思いました。

「先生、やっぱり、胃ろうは作りません」そう言って娘さんは、たまきさんを自宅に連れ帰りました。それからは経鼻チューブをつけたままで、たまきさんの意識がはっきりしているときに少しずつ経口摂取をしましたが、摂取できる量はごく少量でした。むくみや嘔吐もあり、口の中の唾液の吸引も必要でした。さらに悪いことには心不全の兆候も出ていました。心臓の負担を軽減するためにも、そしてむくみや唾液を減らすためにも、徐々に注入量を減らしていったのです。

娘さんは、たまきさんは経鼻チューブを望んでいないと思っていたので、経鼻チューブを抜くべきかどうかといつも私たちに相談されていました。そのたびに当院の医師や訪問看護ステーションの看護師は、娘さんと一緒に悩みました。そして「この問題に正解はありません。一緒に悩んで、本人とご家族が最も後悔のない選択を探しましょう！」と話していたのです。経鼻チューブからの注入量を減らしていくと、むくみもなくなり、唾液の吸引をすることもなくなりました。そして、穏やかにたまきさんは旅立ちました。

たまきさんが亡くなって一カ月が過ぎた頃、娘さんとお孫さんが来院されました。

私が娘さんに「よく一生懸命介護されましたね」と声をかけると、娘さんは、「今でも母は経鼻チューブを望んでいなかったのではないかと思うのです」と言われました。「考えられるすべての選択肢をお母さんの気持ちになって、一緒にみんなで悩みながら考えてきましたよね。これで正解だったのだと思いますよ。お母さんも天国でよく看てくれたと喜んでいると思いますよ」と言うと、娘さんとお孫さんに満面の笑みが浮かびました。

人の命を左右する問題なのですから、迷ってあたりまえです。正解というものもありません。どれを選択しても、ご家族は後から「これで良かったのか」と悩むものです。

大事なのは正解を選び出すことではなく、医療者側がすべての選択肢を提示し、医療・介護従事者と家族が一緒に悩むそのプロセスではないかと思います。亡くなった後に「あれが正解だったんだと思いますよ」と言ってあげられるような関わりができれば、家族に後悔の気持ちがよぎったときにその気持ちを打ち消し、安堵させられるのだと思います。

26 「亡くなる瞬間に誰かがみていなくていい・・・」

当法人で企画した胃ろうと延命をテーマにした演劇と私の講演をセットにした市民向け講座でのことです。高齢で寝たきりのお母さんを介護している娘さんたちが参加されていました。

「胃ろうをする選択肢もあれば、胃ろうをしない選択肢もある。大事なのは、本人がどう思っているかだと思う」という私の話を聞いた後、次女さんが質問をされました。「先生、本当は母は胃ろうは望んでいなかったと思うのですが、胃ろうを作ってしまいました。どうしたらよいのですか?」と。そこで私は「胃ろうをつけられたのなら無理に外すのではなく、いい状態であれば、それを維持すること。口から食べられるようであれば、少しずつでも食べさせてあげる努力をしてはどうでしょう。痰や唾液が増えて吸引が必要になったり、体にむくみが出るようになると、それは胃ろうから注入しても体で処理ができなくなってきたサインです。喀痰吸引が不要で、むくみも出ない程度にまで、少しずつ注入量を減らしていくのがお母さんが一番楽になる方法ですよ」とお話ししました。

その後、当院に訪問診療を希望され、訪問診療を開始しました。長女さんも次女さんもさまざまな社会活動をされていたため介護に専念できず、お母さんの介護は二十四時間の家政婦さんにお願いしていましたが、手厚い介護に状態は落ち着いていました。

ある訪問診療の日、「このところ無呼吸が多くなってきています。無呼吸で呼吸が止まったときにどうされますか」という話を医師がしたところ、娘さんは「自分たちがいないときに亡くなるのはかわいそうだから、急に息が止まったときはマウスツーマウス（口から直接息を吹き入れる救命救急法の一つ）をしてほしい」と言われたのです。医師は、老衰で亡くなるような状態なのに蘇生を試みることの意味やお母さん自身はどう思うのかといった話をしましたが、娘さんたちは納得されませんでした。

このことは院内のミーティングでも議論となり、私が娘さんたちと話をすることになりました。私はまず、現在は落ち着いている状態で、この状態をできるだけ維持できるようにしていきましょうとお話ししました。そして、無呼吸はお母さんの体が脳の障害等で老化してきている症状であることも説明しました。娘さんたちは、容体が急変した場合でも病院への搬送は望んでおらず、最期は自宅で、医療処置を受けずに自然のままに看取ることを望んでいるということでした。

最期は自宅での自然な看取りを希望しているのに、なぜマウスツーマウスを希望されるのだろうと、私も疑問に思っていました。そして私は、自宅での看取りを希望されるご家族にいつもお話しすることを娘さんたちにも話しました。亡くなる最期の瞬間の話です。「息を引き取る瞬間を見ていなくてもいいんですよ。お母さんが楽に逝けることが一番大切なのです。病院や施設でも、実は最期の瞬間は見ていないことが多いんですよ」と。

すると、二人の娘さんは急に大きな息をつき、「そうなんですか、先生のその話を聞いて私たちの肩の荷がおりました」と胸をなで下ろしていました。娘さんたちは、本当は母親を看てあげたくてたまらないんだけど、仕事の関係で看てあげられないことを申し訳なく思っていたようです。息を引き取る瞬間に立ちあえないことに罪悪感を感じていて、その時を少しでも伸ばして自分たちが駆けつける可能性を高めたかったのかもしれません。

すぐにマウスツーマウスはしない方針となりました。できるだけ自然に、お母さんが苦しまず、天寿を全うできるように介護をしていく方針となりました。

「亡くなる瞬間を誰かがみていなくていい・・・」この言葉は、家族を看取ろうとしている介護者に必ず説明しておくべきだと思います。

第四章

最新看取り事情

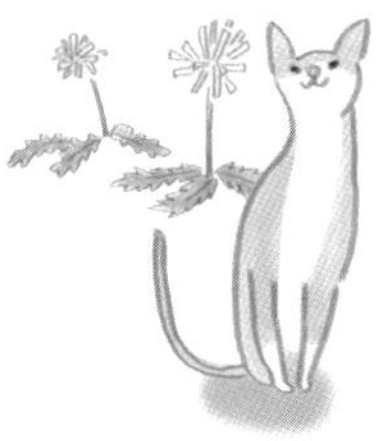

1 「多死社会」とその意味するもの
～求められる医療の変革～

高齢化率とは、総人口に占める六十五歳以上の割合を意味しますが、日本は一九七〇年に高齢化率が七％を超え、欧米諸国とともに「高齢化社会」の仲間入りをしました。その二十五年後の一九九五年には一四％を超え「高齢社会」に、さらに十一年後の二〇〇六年には二一％を超えて「超高齢社会」になりました（表1）。

表1　各国の高齢化率

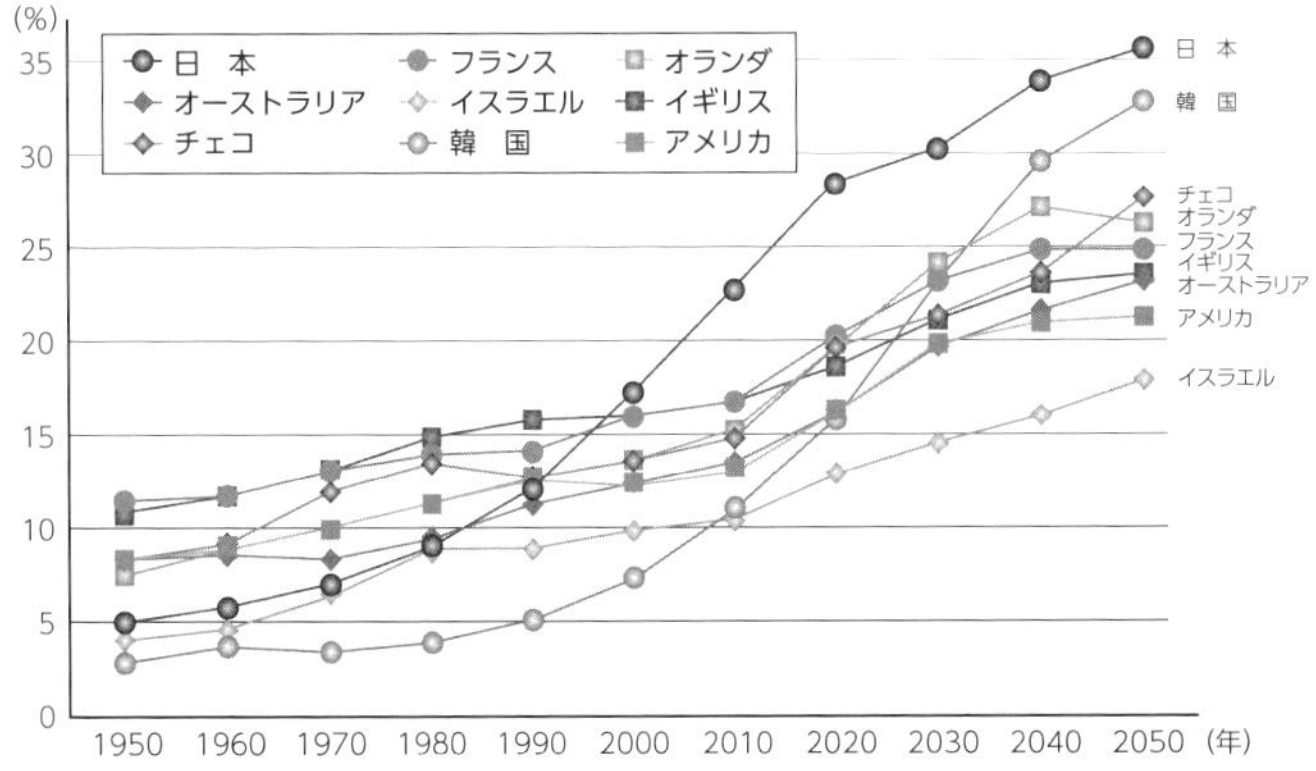

出典　United Nations Department of Economic and Social Affairs of the United Nations Secretariat : World Population Prospects. The 2010 Revision, 2010.

表2　年齢階級別にみた死亡数および死亡率の年次推移

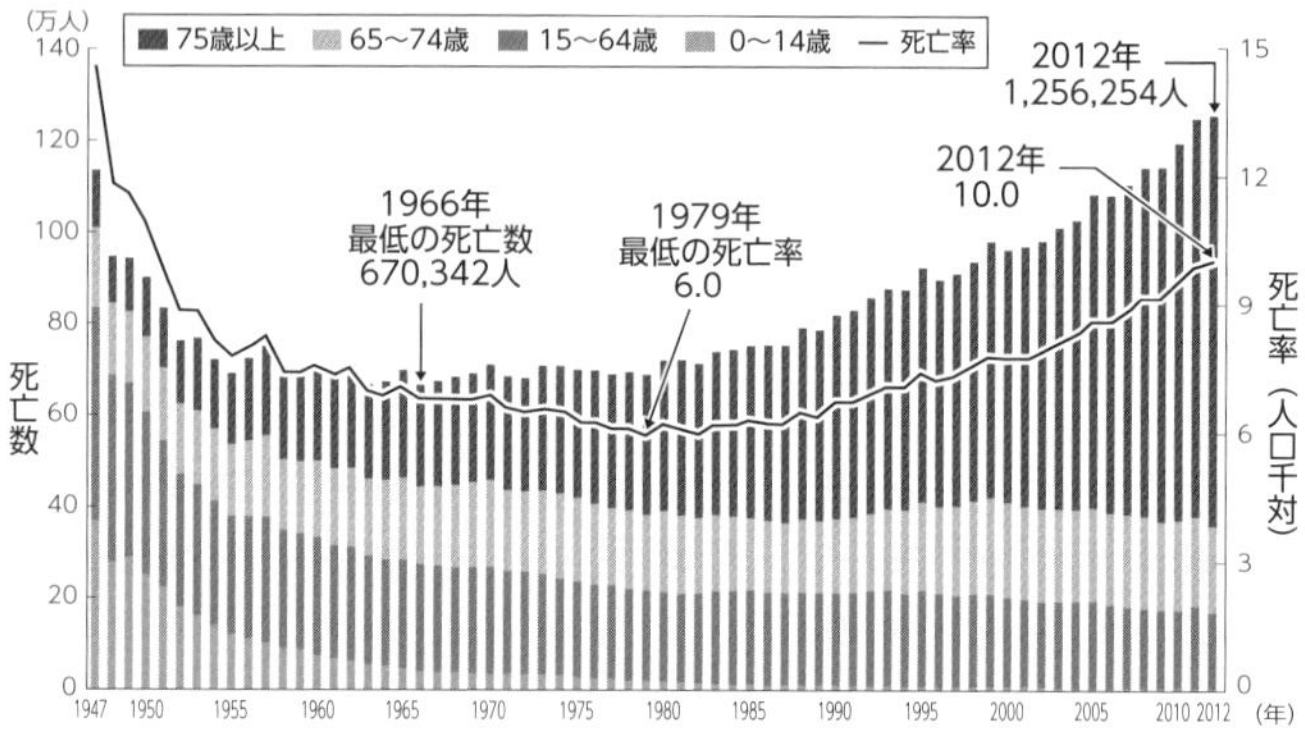

出典　労働省大臣官房統計情報部人口動態・保健社会統計課：死亡数・死亡率. 平成24年人口動態統計月報年計（概数）の概況. 8, 2013. http://www.mhlw.go.jp/toukei/saikin/hw/jinkou/geppo/nengai12/dl/gaikyou24.pdf

超高齢社会の次にやって来る社会は何か？　それは「多死社会」と言われています。「多死社会」という言葉から受けるイメージは暗く不吉なものですが、私たちはこの問題にしっかりと向き合っていかなければなりません。

終戦前までは死亡数は高いレベルですが、その後、死亡率は低下し、一九八〇年くらいまでは人口が増加しても死亡数は増加していませんでした。しかし、それ以降、死亡数が増加しています。

では、医療の進歩はめざましく、日本の医療レベルはどんどん高くなっているのに、どうして死亡数が増加しているのでしょうか。表2を見てわかるように七十五歳未満の死亡

表３　出生数・死亡率の推移

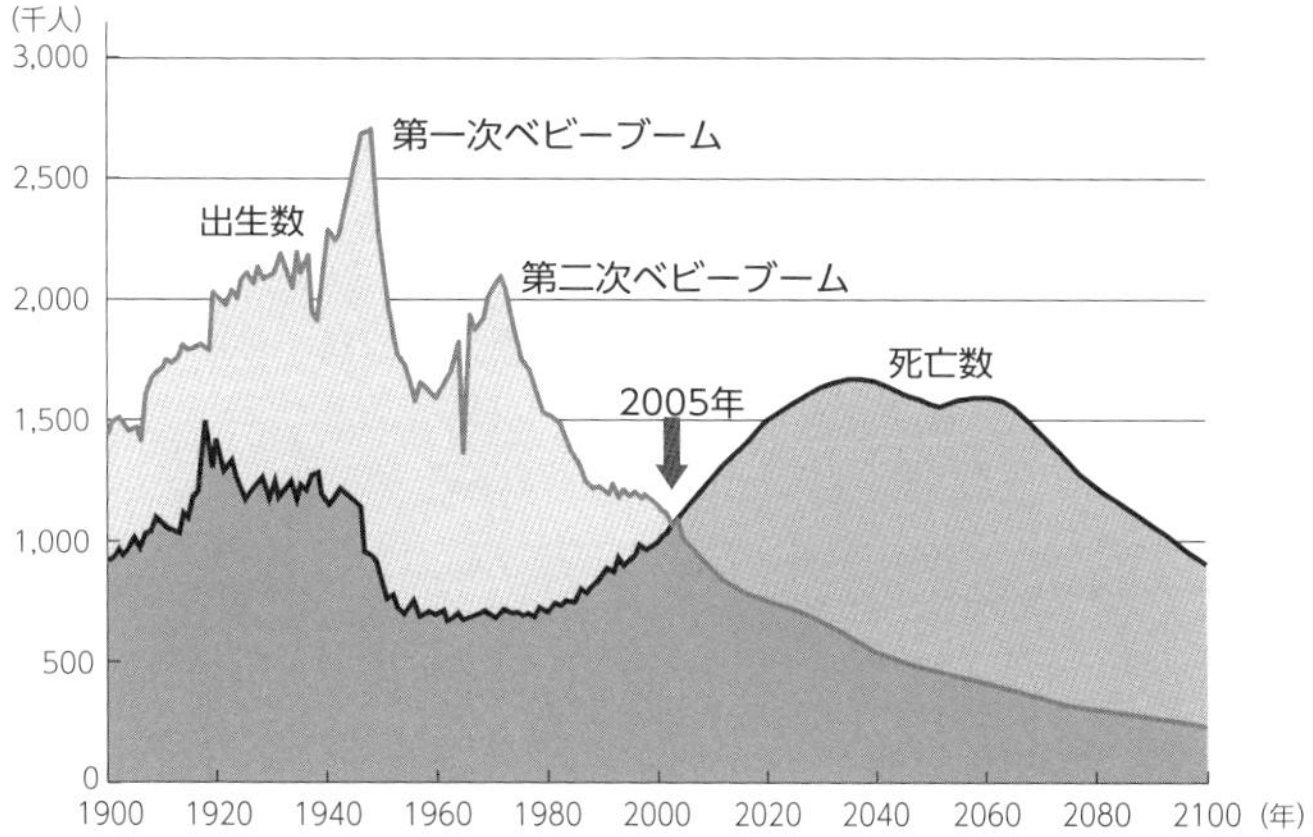

出典　国立社会保障・人口問題研究所資料，厚生労働省平成１８年人口動態調査資料

数は増加しておらず、増加しているのは七十五歳以上の高齢者の世代のみであることがわかります。これはすなわち、治せる病気は医療により治しているということで、治せない病気や寿命で亡くなる人が増加しているために死亡数が増えているということです。

多死社会が意味するもの、それは医療ではどうしようもない「寿命」の問題です。多死社会に求められる医療は、医学がいくら発達しても治せないものがあり、「人は必ず死ぬ」ということを念頭に置いて、老いや死にしっかりと向き合っていく医療ではないでしょうか。

二〇〇五年以降、日本では死亡数が出生数を上回り、人口は減り続けています（表３）。

表4　多くの人が自宅で死を迎えたいと思いつつも、現実は病院や診療所で亡くなっている

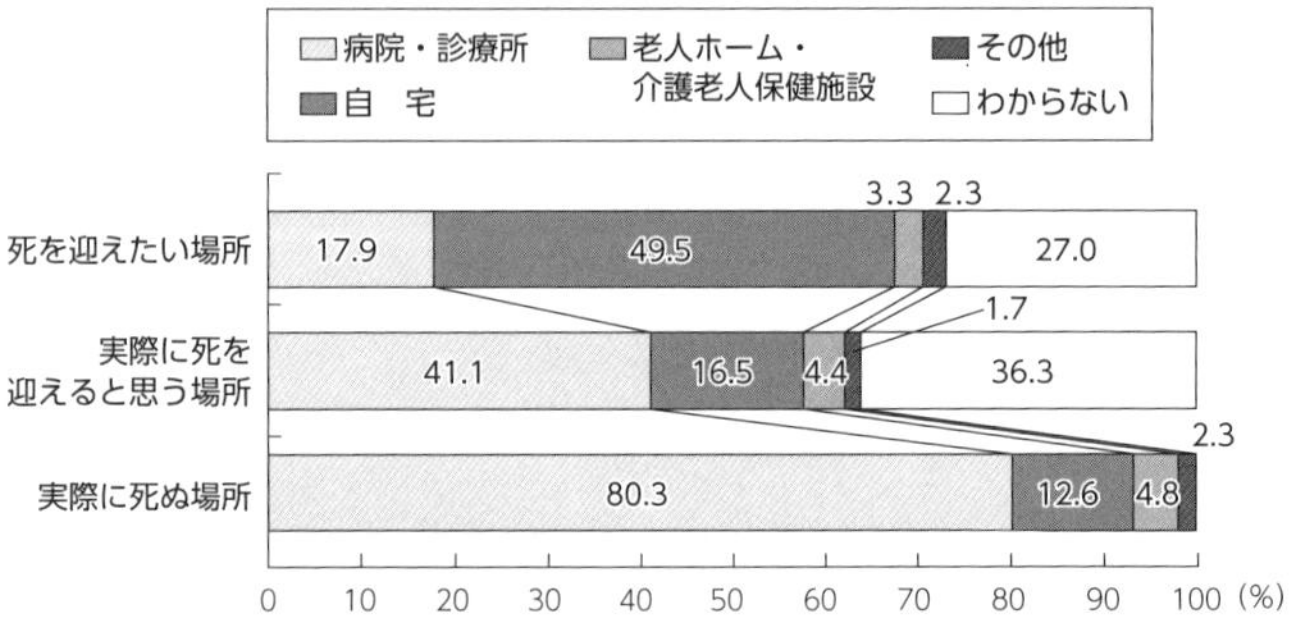

出典　厚生労働省：第4節 死生観.
平成26年版厚生労働白書健康長寿社会の実現に向けて―健康・予防元年―, 128, 2014.
http://www.mhlw.go.jp/wp/hakusyo/kousei/14/dl/1-02-01.pdf

そして、二〇三〇年代にはわが国の死亡数はピークに達すると考えられています。第一次ベビーブームの世代は「団塊の世代」と呼ばれ、現在、この団塊の世代が六十五歳を迎えて介護保険の第一号被保険者となり、介護保険の利用増が見込まれ見直しが迫られています。さらに九年後の二〇二五年には、団塊の世代が後期高齢者となります。介護が必要となり、寿命で亡くなる時代に入るわけです。二〇二五年以降の死亡数のピークは、その団塊の世代の方々が亡くなる時代なのです。

死亡数が増えた時、今のままでは病院のベッド数はまったく足りません。日本の医療計画では、病床数は減少することはあっても増加することはありませんから、二〇三〇年には約六十万人の方に看取りの場所がない計算になります。そうなると、これからは自宅や施設などの住み慣れた場所で、看取りを行っていく必要があると思うのです。

しかし、「介護や住まい、病状など条件さえ揃えば、最期は自宅で」と考える人が多いことは、さまざまなアンケート調査で明らかになっています（表４）。その希望を叶えるためには、社会環境の整備と、「自宅での看取り」という選択肢があることを医療従事者が伝えることが必要です。

多死社会を迎え、「治療し続けた結果、死を迎える医療」ではなく、「老いや死をしっかりと見据え、最期までどうよりよく生きるかを考えていく医療」への変革が求められているのではないでしょうか。

表5　療養生活の最期はどこで過ごしたいか

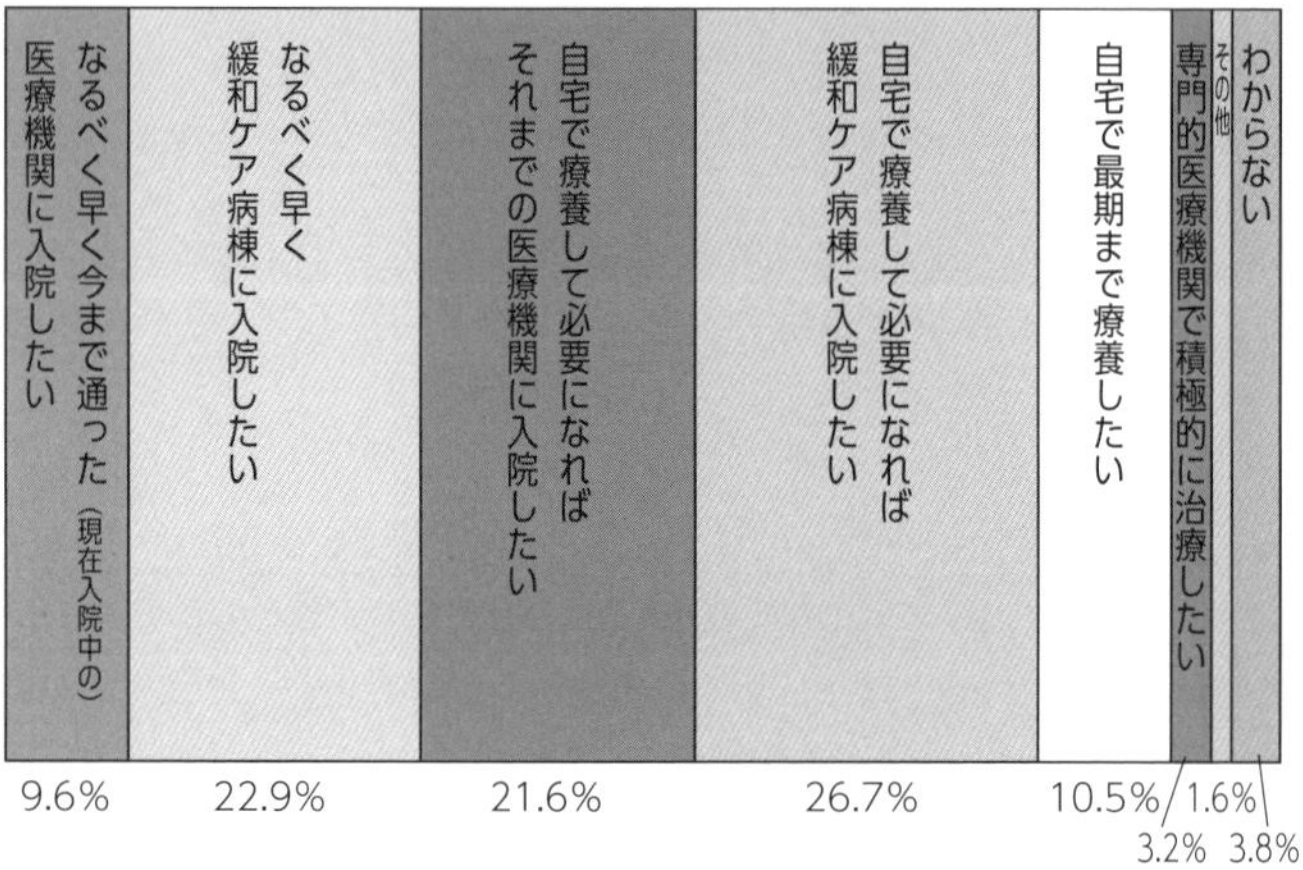

出典　厚生労働省「終末期医療に関する調査等検討会報告書」（平成16.7）より

2 人生の最期はどこで過ごしたいのか？

二〇〇四年の厚生労働省「終末期医療に関する調査等検討会報告書」では、「療養生活の最期はどこで過ごしたいか」という質問に対し、「自宅で療養して必要になればそれまでの医療機関に入院したい」という人が二一・六%、「自宅で療養して必要になれば緩和ケア病棟に入院したい」という人が二六・七%、「自宅で最期まで療養したい」という人が一〇・五%でした（表5）。

約六〇%の人が主に在宅療養を望んでい

表６　自宅で最期まで療養できない理由

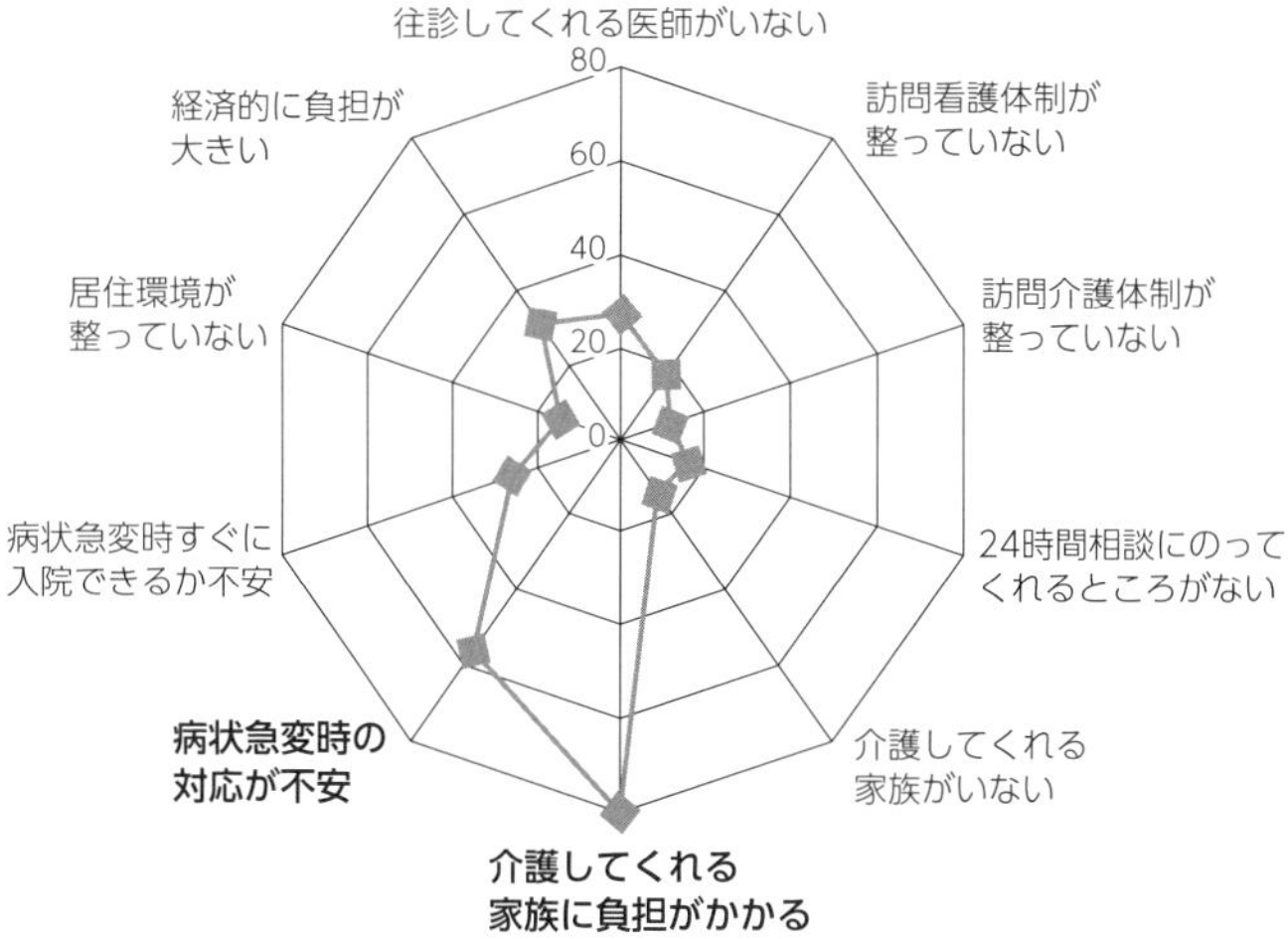

ますが現在、病院では患者さんに対し、在宅療養の選択肢が十分に示されているとはいえません。今後、在宅療養の認識が深まり、地域の在宅医療のレベルが上がり、自宅で看取る体制が整っていけば、在宅療養を希望する人も増えるものと考えています。

それにしても、約六〇％の人が、「住み慣れた自宅で療養したい」と思っているにもかかわらず、自宅での看取り率が十数％にすぎないのはなぜでしょうか？

「自宅で最期まで療養できない理由」を聞いた結果では、「介護してくれる家族に負担がかかる」と「病状急変時の対応が不安」という二つの理由が突出しています（表６）。この二つに対処できれば、自宅での看取りへの不安がかなり取り除けるということになります。

3 病院で看取ることが当たり前の社会

一九五〇年頃は自宅での看取り率は八〇％以上ありましたが、最近では自宅での看取り率は十数％しかありません。その代わりに病院での看取り率は、八〇％を超える時代となりました（表7）（表9）（表10）。世界を見渡してもこれほど病院での看取り率が高い国は他にはありません。病院での看取り率は、フランスが五八・一％、スウェーデンが四二％と日本よりはるかに低い値となっています（表8）。日本でも歴史を遡って、大正時代以前はほとんど自宅での看取り率が一〇〇％だったでしょう。おそらく人類の歴史上、最も病院での看取り率が高くなっている社会が現代の日本です。

しかし、調査によると実は日本人の半数近くは、住み慣れた自宅で最期を迎えたいと望んでいます。

表7　わが国における看取りの場所の変化

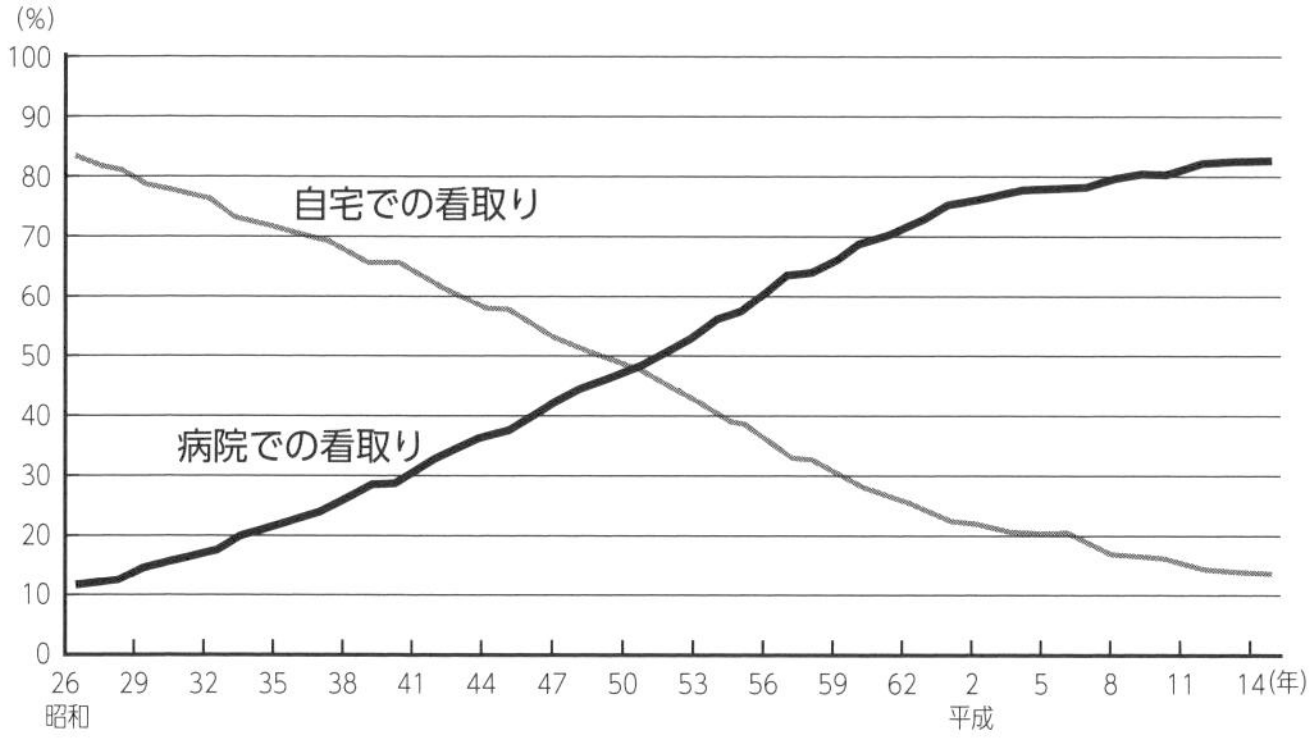

出典　「人口動態統計」（厚生労働省大臣官房統計情報部）

表8　各国の終末期における死亡場所

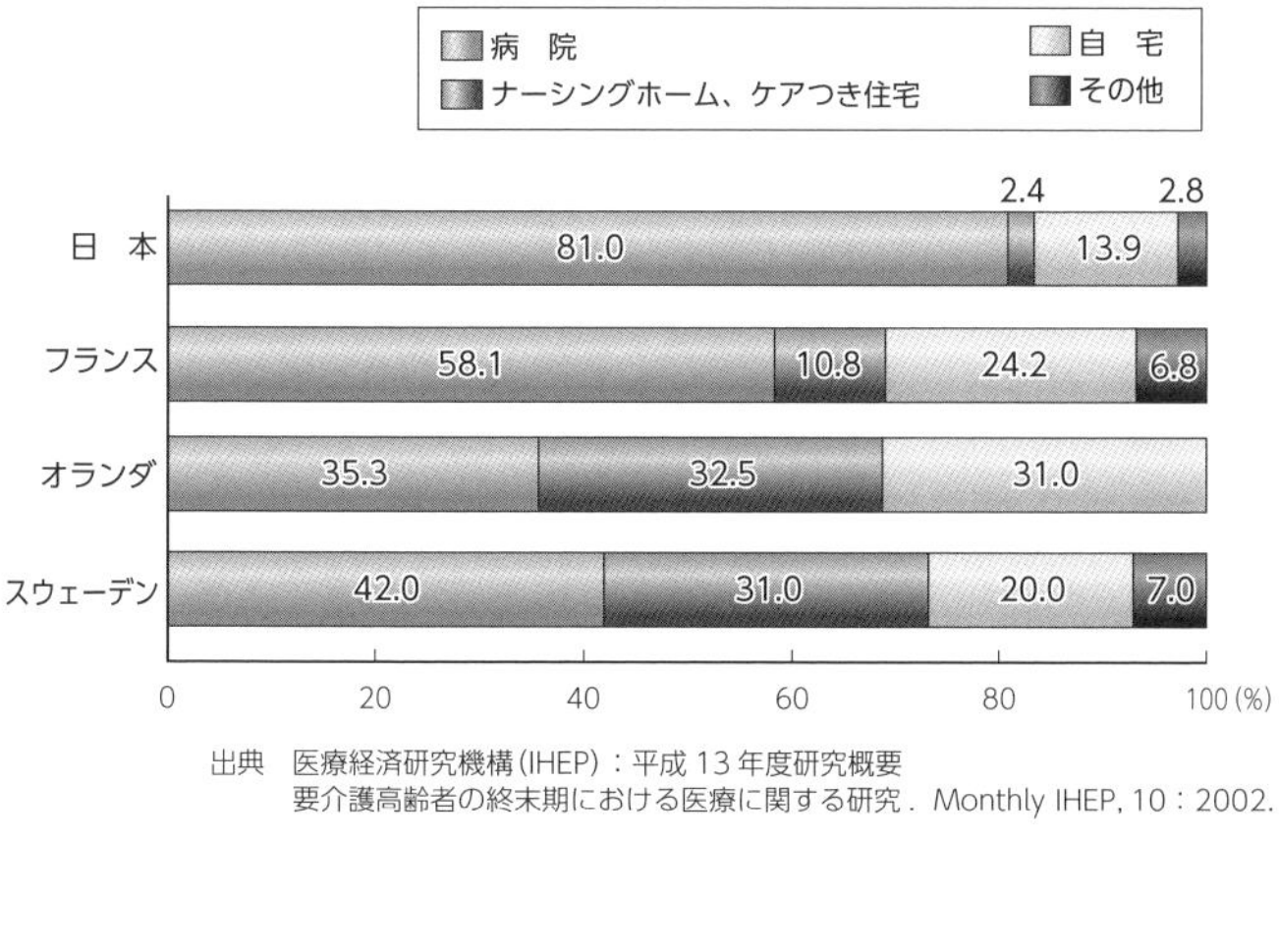

出典　医療経済研究機構（IHEP）：平成 13 年度研究概要
　　　要介護高齢者の終末期における医療に関する研究．Monthly IHEP, 10：2002.

表9　病院で死亡する人の割合

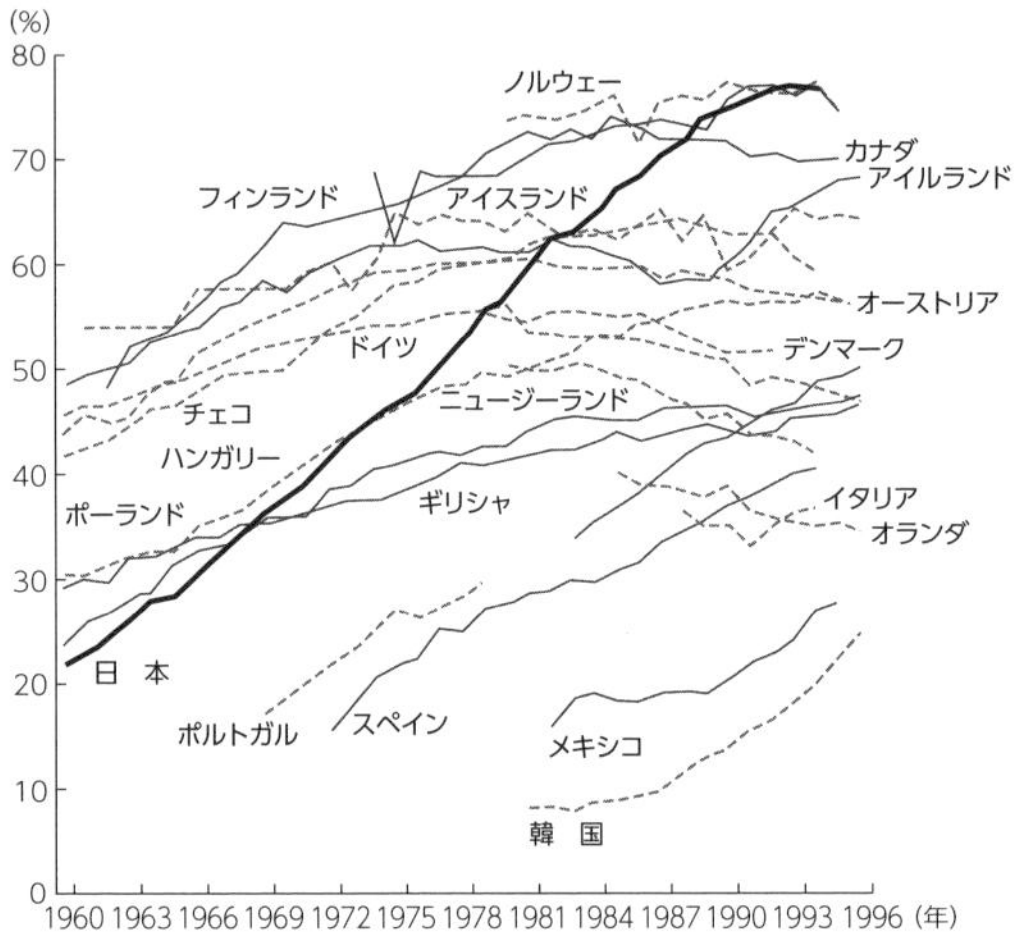

出典　岩崎康孝：わが国の終末期医療の施策の方向性. ホスピス・緩和ケア白書2004, 16-22, 2004.

昔の日本では当たり前だった自宅での看取りも、この数十年間で病院での看取り率が高くなったために、自宅で看取った経験のある人が非常に少なくなりました。それは医療従事者も同じです。食べられなくなったら入院し、胃ろうや点滴をする。亡くなる時は入院する。それが当たり前の社会になっています。

病院で亡くなることが当たり前になっている社会で、自宅で看取ることは大変な労力が必要です。本人や家族が自宅での看取りを希望されても親戚がやってきて、なぜ食べられないのに点滴をしないのかとか、なぜ入院させないのかと言われるケースはよくあります。

表10　各国の病院死亡率の変化

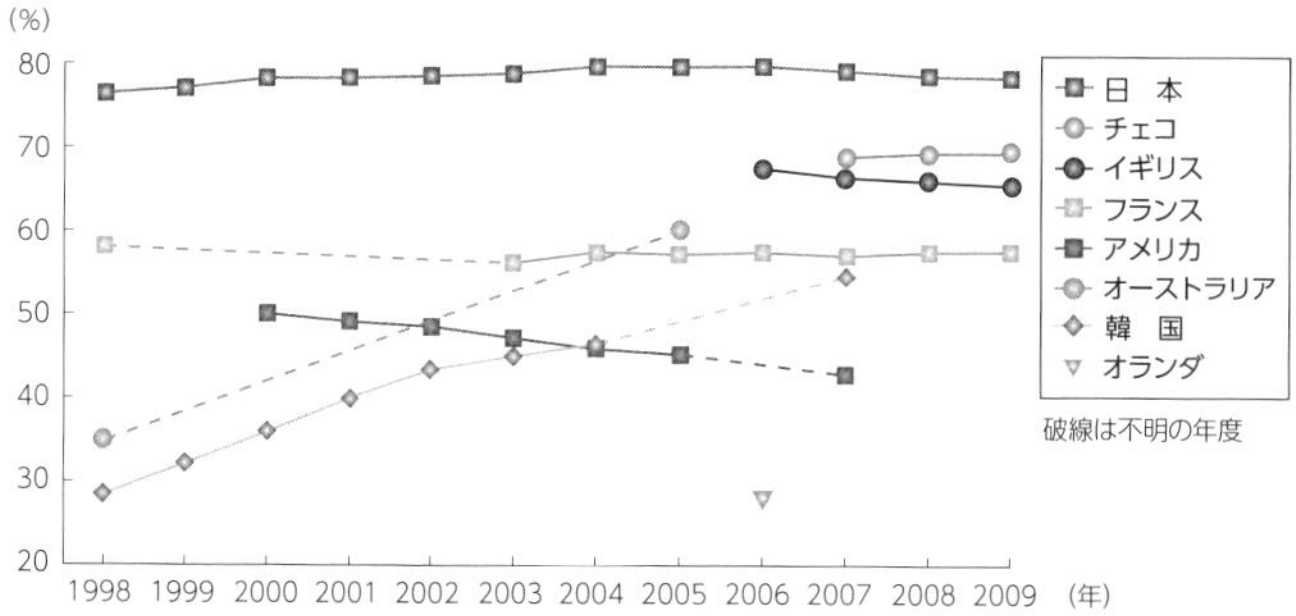

出典　ILC-Japan（国際寿命センター）企画運営委員会：理想の看取りと死に関する国際比較研究，2012.

自宅で看取るためには、十分な説明が必要ですし、看取りの変化や対応についてもあらかじめ説明することが必要です。さらに、病院から自宅に帰るためには、自宅で不安なく過ごすために医療の二十四時間の対応や病状に合わせての訪問診療や訪問看護も必要になります。

自宅で看取るには、患者や家族だけでなく、周囲の人への説明や理解を得ること、そして納得してもらうことが必要になり、高いハードルがあるというのが現状です。

4 人が自然に亡くなる過程

人は、亡くなる前に食べられなくなることにより、脱水状態となり、徐々に眠くなる時間が増えて（傾眠）、日常生活動作能力（ＡＤＬ）が低下していきます。これは、子どもの成長と逆と考えればわかりやすいでしょう。生まれたばかりの子どもは自分で寝返りを打つこともできません。介護保険で言えば要介護5です。これが次第に食事量が増えていき、起きている時間が長くなる。成長と共に介護度が減っていくわけです。

人間の終末期はこの逆です。なぜ、亡くなる前に食べられなくなるかというと、身体のすべての機能が低下していくために、水分すら体内で正常に処理できなくなるからです。このような状態で強制的に水分や栄養を取り入れていくと、体外に排出されない水分のため、身体がむくんだり、腹水がたまったり、痰や唾液が増えたりとかえって本人をしんどくさせてしまうのです。

ですから、私は「身体で水分が処理できなくなったら、できるだけ脱水状態にして自然に看ていくのが最期を楽にする方法ですよ」と説明しています。死は病気ではないので、身体の状態にあったちょうどよい傾眠、ADL、そして食事があれば、呼吸も楽になり、穏やかな最期を迎えることができると考えています。

5 「老衰」は誇れること

老衰とは、「老いて心身が衰えること」とされています。老衰死とは、高齢の方で死因と特定できる病気がなく、加齢に伴って自然に生を閉じることです。現在は、食事を摂れなくなったら病院で検査をして、がんなどの病気が見つかることが多いのです。病気が見つかると、手術や抗がん剤などの治療の選択肢を提示されることが多いと思います。しかし、在宅医療では、無理に積極的な治療を行わず、楽な治療を優先し、できる限り輸液を制限していくので、老衰死の確率は高くなります。

在宅医療では、無理な延命措置を行わず、あくまで自然に看ていきますので、苦痛を伴わず、呼吸も穏やかに枯れるように亡くなる老衰死に出会うことが多くなります。その時、私たちは死亡診断書の死亡原因の欄に、長年生きてこられ、介護をされてきたご本人とご家族へ敬意を払い、自分自身の在宅医としての誇りを持って「老衰」と書くのです。

6 〝楽な最期〟を迎えるためには

重症の在宅患者さんや終末期の患者さんの場合は、すでに食べられない状態にあるか、食べられなくなる時が近いうちにやってきます。食べられなくなった時にあわててどうするかを考えるのではなく、そのときを見越して、あらかじめ具体的な栄養経路を確保しておくことが大事です。

そして、食べられないことが不可逆性の変化、もう食べられるようにはならない病状であるのなら、何もせず自然に看るという選択肢もあるということを考えておきたいものです。

亡くなる前は誰でも食べられなくなり、水分すら体内で処理できなくなります。食べられなくなったからといって、無理に水分や栄養を入れることは、かえって患者本人がしんどくなる要因を増やすことになること、苦しい時を長引かせることは患者本人にとっても家族にとってもつらいこと、そして脱水気味で枯れるように亡くなるのが一番楽であることなどを十分に理解しておくことが必要です。

ただし、選択肢を提示しても、選択するのは患者さんやご家族です。十分な説明をして、選択肢を提示した後、最終的に患者本人やご家族が決定した結果は尊重するべきです。気持ちが揺らぐ家族に対して、「すべての選択肢を十分吟味し、みんなで話し合って出した結論だったのだから、あれでよかったのですよ」と支えてあげることも医療者として重要な役割だと思います。

7 亡くなる前の最期の一週間は点滴をしない選択肢

亡くなる一週間くらい前の身体は、もう水分や栄養を処理できなくなっています。点滴な

終末期の点滴の悪循環

急性期病院では、亡くなる前まで点滴や注入を行う

↓

過剰な唾液や喀痰が多くなり、吸引が必要となる

↓

絶食指示となり、余計に飲み込めなくなる

↓

点滴や吸引が必要なら退院は難しい

↓

家に帰れず、病院で亡くなる

どで無理やり水分を身体に入れない方が、患者本人が楽であることは、しっかりと説明を行えば、介護をされる方もほとんどが理解してくれます。

最期の一週間を意識することは、亡くなることにしっかりと向き合うことでもあり、余命を意識することにつながります。また、最後の一週間は点滴をしないのであれば、それまでに徐々に点滴などを減らしていくことになります。そうすることで喀痰吸引や点滴といった医療行為が必要なくなり、介護負担もかなり軽減されるために、病院を退院して自宅に戻れます。自宅での看取りが可能になるのです。

亡くなる最期まで点滴をし続けるのでは

なく、治せないことや死にしっかりと向き合って、「亡くなる前の最期の一週間は点滴をしない方が楽」という意識が医師だけでなく、広く一般に広がっていけば、日本の看取りのあり方も変わるのではないかと思います。

8 胃ろうをするのかどうか、決断するのは誰か?

第三章でご紹介した諭《さとし》さん（一二九ページ）のように今、日本の医療・介護業界では、「最期まで食べる」ということと、栄養補給経路の選択が非常に大きなテーマになっています。現在、日本で胃ろう栄養を行っている高齢者は四〇万人とも言われます。毎年、新たに胃ろうを造設する方は二〇万人と言われています。これは、世界でも類を見ない数のようで、日本は世界一、胃ろう患者の多い胃ろう大国と言われています。

「あなたが将来、認知症が進行して寝たきりになり、食べられなくなった時、あなた自身は胃ろう栄養を行いたいか」と聞くと、多くの人が胃ろう栄養はしたくないと答えます。また、二〇一二年に四国の在宅療養支援診療所の医師に行ったアンケート[1)]では、実に八一%の在宅医が「自分が食べられなくなった時には、胃ろう栄養はしたくない」と答えています。しかし、自分自身は胃ろう栄養をしたくないと答える人も「自分の家族が食べられなくなった時に胃ろう栄養をしますか」と問われると、言葉に詰まってしまいます。それほどに、他者の生き方、死に方を判断することは困難なのです。

しかし、現在、食べられなくなった時に胃ろう栄養をするかどうかを判断しているのは、家族と医療従事者です。そこには、本人の意思がほとんど入っていないのが実情でしょう。食べられなくなった時に胃ろう栄養をするという選択肢があるのはよいことだと思うのですが、もし、本人が望まないのに胃ろう栄養をしているとしたらどうでしょうか。

【引用・参考文献】

1) 二〇一二年愛媛大学医学部公衆衛生学教室、社会医学実習アンケート

9 胃ろうをせず、「自然に看取る」という選択肢も

私は、決して「胃ろう」を否定しているわけではありません。食べられなくなった時、胃ろう栄養という選択肢があるのはよいことです。また、機能回復のための胃ろう造設は大変有用ですし、胃ろう栄養を続けて、ご本人もご家族も幸せな療養生活を維持している場合も多くあります。ただ、本人の意思ではなく、家族と医療者だけで胃ろう造設を決定し、「栄養補給の方法があるのに選択しないわけにはいかない」と、最期を先延ばしにするかたちで胃ろう栄養を選択する場合が多かったことも事実です。それどころか、「胃ろう栄養をせず、自然に看取りたい」という家族は、医師から「見殺しにするのか」といった心ない批判を受けたという話を何度も聞きます。現在の日本では、むしろ「胃ろうを選択する方が当たり前」という社会風潮があるのです。

このように、「自然に看取る」という選択肢が提示されにくい現状をしっかり理解した上で、その選択肢もあることを示し、それを選択した家族が罪悪感を持たずに済むようなサ

ポート体制が必要なのではないかと思うのです。さまざまな選択肢のメリット・デメリットを十分に説明した上で、その人にとっての最善の選択肢は何なのか、ご家族と十分に話し合った上で結論を出せばよいと思います。十分に話し合い、共に考え、ご家族が重荷を感じながら出した結論を「それが正解だったんだ」と言って後押しすることが大切だと思います。

10 先延ばしの医療から本人の生き方に向き合う医療へ

胃ろうの適応ありと診断された対象者のほとんどが胃ろう栄養を行い、社会が介護や医療を負担する社会システムでよいのか、胃ろう栄養の導入に、本人の生き方や価値観は尊重されているのか、これらは、多死社会を迎える日本において、避けられない問題です。

これらの問題から見えてくるのは、本人不在の意思決定、すなわち、患者本人の意思を置き去りにして、ご家族や医療従事者だけで決定することではないでしょうか。

現代の医療は病気を治すことを目的としています。そのため、たとえそれが老衰や寿命による死であっても、治せないことは医療の敗北と考えてしまっているのです。そのような老いや死と向き合わずに先延ばしする医療から脱却すること。そして、ご家族や医療従事者だけではなく、患者本人にとって最善の医療を提供できる、患者本人の生き方と向き合う医療へと、患者に最も近いところにいる在宅医療から変えていかなければなりません。

11 「議論」から一歩前へ踏み出すために

これまで日本の医療は、国民皆保険という世界に誇れる制度と相まって、十分な成果を挙げてきました。しかし現在、急性期病院の多くは、治すことに精いっぱいで、老化や死にはなかなか向き合えないというのが現状ではないでしょうか。医学教育や看護教育でも、病気を見つける検査や診断、それを治す治療の方法は教えても、治せない時に老いや死にどう向き合うかはカリキュラムに組み込まれていません。その具体的方法すら見出せていないのが現状ではないかと思います。

在宅医療や緩和ケア、ホスピスなどに関する学会でも、さまざまな議論がなされています。しかし、これまで、「死」に関することはタブー視され、なかなか踏み込んだ議論がされてきませんでした。たとえ議論がなされても、死についてはさまざまな意見があるだけに、〝議論のための議論〟で終わってしまいがちでした。最近では、日本老年医学会による「高齢者の終末期の医療およびケアに関する立場表明二〇一二」や「高齢者ケアの意思決定プロセスに関するガイドライン―人工的水分・栄養補給の導入を中心として」のように、議論から得られた最低限のコンセンサスをまとめる動きが出はじめています。私は多死社会を迎えて〝待ったなし〟の終末期医療の問題を一歩でも前へ進めたいという思いから、二〇一三年三月の第十五回日本在宅医学会松山大会で大会長宣言として、「終末期の医療と介護に関する松山宣言」を出させていただきました。

在宅医療は、もともと、治せない病気や障がい、そして老化に向き合って、患者と共に歩んできた医療です。在宅医療の実践者たちは、すでに老いや死の問題に向き合ってきました。しかし、ガイドラインや宣言などの形で一つの文書に表そうとすると、医療者それぞれの思いが強く、なかなか同じ土俵に乗せるのは難しくなります。実際は、同じような臨床実践を行い、患者や終末期への思いもそんなに変わらないのに、言葉遊びをするような議論をして

終末期の医療と介護に関する松山宣言

第15回日本在宅医学会大会　大会長　永井　康徳
平成25年3月31日

急速に進む高齢化によって、日本は多死社会を迎えています。

従来の、「治す」ことが主眼の医療から、治せなくても患者本人や家族を「支える」医療と介護が強く求められています。特に終末期に目指すべき医療と介護のあり方について、"終末期の医療と介護に関する松山宣言"を発信します。

多死社会を迎え、避けられない死から目を背けず、患者にとっての幸せや生き方に向き合う医療と介護を提供しよう

(1)住み慣れた自宅や施設で最期を自然に迎える選択肢があることを提案しよう。

医療は治すことを主目的に発展し、多くの場合、亡くなる直前まで治そうと努力し続けてきました。これからは、たとえ治らなくても、死が避けられなくても、住み慣れた場所で、その人にとって適切な医療や介護を受けながら自分らしく生活を営み、死を自然に迎えるという選択肢があるということを広く知ってもらい、普及していく必要があります。症状を緩和する多様な方法があることを普及させることも進めていきましょう。

(2)治すことができない病や死にゆく病に、本人や家族が向き合える医療と介護を提供しよう。

治せる病気を治すのは当然です。ただ、疾患の根治にのみ価値をおいていては、患者家族も穏やかに病に向きあった生活ができません。生命の有限性を医療・介護従事者も本人・家族も認識をした上で、亡くなるまでどう自分らしく生きるかについて考えることが重要です。死が避けられない以上、本人や家族が命としっかりと向き合い、話をして、病と共に生きていくことを支えましょう。

(3)本人や家族が生き抜く道筋を自由に選び、自分らしく生きるために、苦しさを緩和し、心地よさを維持できるよう、多面的な医療と介護を提供しよう。

治らない病と共に生きる道筋がどのようなものであっても、住み慣れた場所で、苦しさを最小限にし、心地よさを維持することに努めることは、医療者・介護者の大切な役割です。単に、身体の痛みを取り除くことだけに留まらず、人生に別れを告げる悲しみや本人に思いを馳せながら、代わって道筋を選択する家族の重荷にも配慮しましょう。

(4)最期まで、本人が自分らしく生ききることができるよう適切な医療と介護を提供し、本人や家族と共に歩んでいこう。

人は治らない病気になっても、誰でも最期まで自分らしく生きることが出来ます。死を迎えるまで変化し、最期までその人らしいより豊かな生を全うできる権利を持つことを理解した上で、適切な医療と介護にあたりましょう。どう自分らしく生きるか気持ちが揺れ動く本人、家族とともに医療者・介護者も考え、歩んでいくことが大切です。

(5)周囲の意見だけで選択肢を決定せず、本人の生き方や希望にしっかりと向き合って今後の方針を選択しよう。

本人にとって最善の医療と介護は何なのかを常に考え、身体だけを生かし続けることに執着する医療から脱却し、それぞれの患者の生き方や価値観、希望に合わせて、その人に最も適した医療や介護の提供を目指しましょう。

認知症や脳の障害、コミュニケーション障害等で、本人が自分の意志を表出できなくても、周囲の医療・介護従事者、家族の考えだけで選択肢を決定するのではなく、「本人にとって、この選択は最善かどうか」に思いを馳せて選択をすることが必要です。可能ならば、事前に本人と今後の療養についての大まかな方針を話し合っておくことが重要だと考えます。

しまうことが往々にしてあります。あるいは、哲学的になりすぎて、理解困難な内容になってしまうこともよくあります。終末期の問題は、医療者だけでなく、一般の人にも伝えていかなければ普及できません。一般の人にもわかりやすく伝えていくことが、非常に大切だと思います。

12 在宅医療をすべての地域に！

世界一の高齢化率を誇る日本。あっと言う間に超高齢社会となった日本ですが、団塊の世代が後期高齢者となる二〇二五年には、年間一六〇万人以上が亡くなる多死社会に突入します。

多死社会の切り札とされる在宅医療は、大都市から普及していく傾向にあります。それにより地方やへき地では、地域医療の疲弊もあって、多くの地域で在宅医療はいまだ認知すらされていません。今後、大都市で起こってくる団塊世代の高齢化により、高齢者や要介護者の療養場所がなくなる医療危機、地方での地域医療や救急医療の疲弊、へき地の無医地区化、被災地の医療復興など、現在抱えている、そして今後予想される医療課題を解決していくためには、すべての地域で在宅医療の普及が鍵となるのではないかと考えます。

私たちの法人では、市町村合併のあおりを受けて余儀なく廃止されたへき地診療所を市から民間委譲され、松山市の複数の医療スタッフとの連携で循環型の地域医療を行っています。人口が少なく交通の便が悪いへき地でも、二十四時間対応の質の高い在宅医療を行うことによって、経営は安定し、住民の診療所受診率も上がりました。何より、住民が望む医療を医療者が疲弊せずに長続きできるシステムができ上がりました。医療者が、やりがいを持って疲弊せずに医療に打ち込める環境をシステムで解決していくことが求められていると思います。

近年の在宅医療は、大都市から地方へ広がってきました。全国のへき地診療所の多くは赤字経営で、一般会計からの繰り越しを続けており、地方自治体の財政の悪化に伴い、苦しい運営を強いられています。

しかし、国の政策が在宅医療に大きくシフトしている今、在宅医療に積極的に取り組み、さまざまな工夫を行うことで、人口の少ない地域で経営も成立することが証明できれば、逆に、へき地から都市部、大都市へこのへき地モデルを適用して在宅医療を広げていくことができるのではないでしょうか。

また、へき地での在宅医療の広域での展開は、在宅医療の地域間格差を埋める取り組みにもなると思います。

さらに、へき地はこれから日本が迎える超高齢社会や多死社会の縮図でもあり、このような方法で在宅医療を広めて、自宅での看取りを増加していくことができれば、今後の多死社会における医療のあり方を指し示すモデルともなり得ると考えます。

13 多死社会で求められる医療

超高齢社会からかつてない数の人々が亡くなる多死社会を迎えるにあたり、私は次の三つを実現できるような医療の変革が求められると思います。

（1）治し続けた末の死ではなく、治せない病や死、老化に向き合っていくこと

「人間はいつか必ず死ぬ」という前提で、亡くなるまでどう生きるかを、本人・家族と共に考えていく医療が求められています。

（2）病院での看取りだけでなく、住み慣れた自宅や施設での看取りの選択肢があることを医療者も一般の方々に普及・認識してもらうこと

病院ではなく、住み慣れた場所で最期を看取るためには、病院と同じように点滴を続けていては、その選択肢は生まれてきません。ほとんどの人を自宅で看取っていた時代のように、亡くなる前に食べられなくなった時は、点滴をせず自然に看取るという意識改革が必要になってくると思います。

（3）家族や医療者で方針を決めるのではなく、本人の生き方にしっかりと向き合う医療を提供すること

告知しない方がよいのか、胃ろうをした方がよいのか、どこで亡くなるのがよいのか、本人にとっての最善を、本人の視点で家族や医療者が考えていく医療が望まれます。ただ余命だけを延ばす医療から、どうすれば本人にとっての満足度が最高のものとなるかを考える医療が求められています。

在宅医療の普及は、多死社会における地域医療や社会保障の諸問題を解決する鍵となると思われます。〝治す医療〟を引き続き発展させつつ、在宅医療をさらに普及し、避けられない死を目前にした時、残された時間をより良く生きるためにどのような選択をすることが患者・家族にとって最善なのか、そのことを患者本人と向き合って考える医療が必要となっていくのではないでしょうか。多死社会を迎え、「治療し続けた結果、死を迎える医療」ではなく、「老いや死をしっかりと見据え、最期までどうより良く生きるかを考えていく医療」への変革が必要だと考えます。

第五章

気仙沼在宅支援プロジェクト

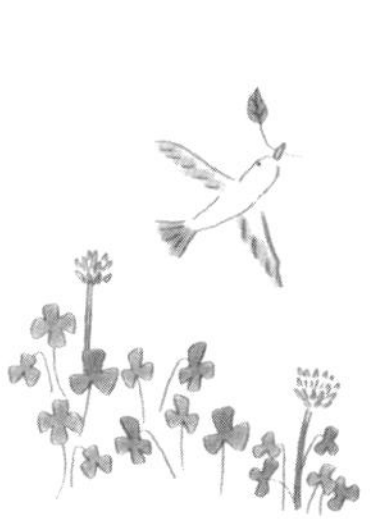

1 震災当日

二〇一一年三月十二、十三日に、日本在宅医学会という在宅医療の大きな学会が大阪でありました。その前日の三月十一日、東日本大震災が起きたのです。

私は日本在宅医学会の幹事をしている関係で、前日から大阪入りしていました。松山空港を飛行機がいつも通りに離陸して伊丹空港へ。伊丹空港に到着すると空港内の雰囲気が違います。テレビの前に人だかりができ、食い入るようにみんながテレビをのぞき込んでいました。「何が起こったんだろう」と私ものぞき込むと、津波が町をのみ込んでいる映像でした。「おおっ」とみんなのびっくりした声が響き渡ります。飛行機で移動中、大地震が起きて、東北の三陸地方や福島県の沿岸などに大津波が押し寄せたことがわかりました。津波が町全体をのみ込んでいる様子から、多数の死者が出ており、かつて経験したことのないような大地震であることが伝わりました。

私はモノレールに乗り、大阪の街を歩きましたが、いつもと変わらない様子でした。その後、打ち合わせのため、会長をはじめ、数名の幹事が集まり、学会を開催するかどうかを話し合いました。東京以北の講演者や先生などから次々と参加ができないとのメールを受け、また、被害が甚大だった東北方面の先生方は電話やメールも一切つながりませんでした。大震災の影響を受け、このような状況で学会を開催すべきなのか、私たちは迷いました。結果、すでに前日入りしている参加者もいて、今年度の代替開催が困難なことから、西日本からの参加者だけででも学会を開こうという会長の意見に従いました。

学会では、被災地支援への呼びかけが多数あり、今後の被災地支援に積極的に取り組むという内容となりました。学会後に、一部の方から「こんな時に学会を強行開催するなんて……」という声も聞かれましたが、神戸の震災時に、自ら被災し、一カ月間被災地で診療を続けた会長の決断は、間違っていなかったと思います。そして、私たちの力で被災地に医療支援をしたいという思いが強くなってきたのです。

2 被災地に向けて出発

学会から松山に帰り、連日、被災地の激甚な被害状況を見て、何とか被災地の方々の力になりたいという気持ちが募っていきました。しかし、一人でボランティアに参加しても力は出し切れないし、かえって迷惑にもなりかねません。日本在宅医学会の幹事のメーリングリストでも、同じ思いの在宅医はいるものの、派遣の枠組みを構築できる段階には至りませんでした。

そんな時、日本医師会の「日本医師会災害医療チーム」（ＪＭＡＴ）の募集があり、私は早速申し込みました。ちょうど震災から一週間後のことでした。

たんぽぽクリニックでこの医療支援の話をしたら、あっという間に十六人の志願者が集まり、調整が必要なほどでした。行きたいけれども家庭の事情で行けない職員も、積極的に準備を手伝ってくれ、快く留守を預かってくれる覚悟でいます。組織全体の士気が高まった感じがしました。私に付いて行きたいと志願した職員たちと、行けなくても支援の気持ちを前面に出してサポートしてくれる職員たちを誇りに思いました。

ＪＭＡＴとして、当院から四チーム出すことが認められました。派遣人員は医師・看護師・事務員それぞれ一〜二人で一チーム四人です。一チームの派遣期間は移動時間を含め五日間。宮城県医師会の指示で、私たち四チームの担当地域は宮城県気仙沼市になりました。

現地では、避難所に行けない在宅患者や自宅待機者を訪問して、巡回診療してほしいと依頼を受けました。まずは地図とにらめっこしながら、気仙沼の地理を覚え、どの辺りから回ろうかと考えました。気仙沼市立病院や開業医の先生、訪問看護ステーションやケアマネジャーから情報収集をし、避難所の方からも情報を集め、現場を駆け巡ろうと意気込んでいました。

これこそ、私たち在宅医が最も得意としている分野です。これから派遣の間、自宅待機者や在宅患者の現状を把握し、気仙沼の支援の方向性を定めたいと思っていました。

震災から一週間にしてすでに、救出活動の急性期対応から、生活支援を含めた慢性期対応へのシフトが求められているという報道がありました。このような時期に在宅医療専門の私たちが、タイミング良く現地入りできたことを感謝し、在宅医として何ができるか自問自答しながら、少しでも被災地で役立てるように頑張ろうと決めたのです。

被災地支援へ出発

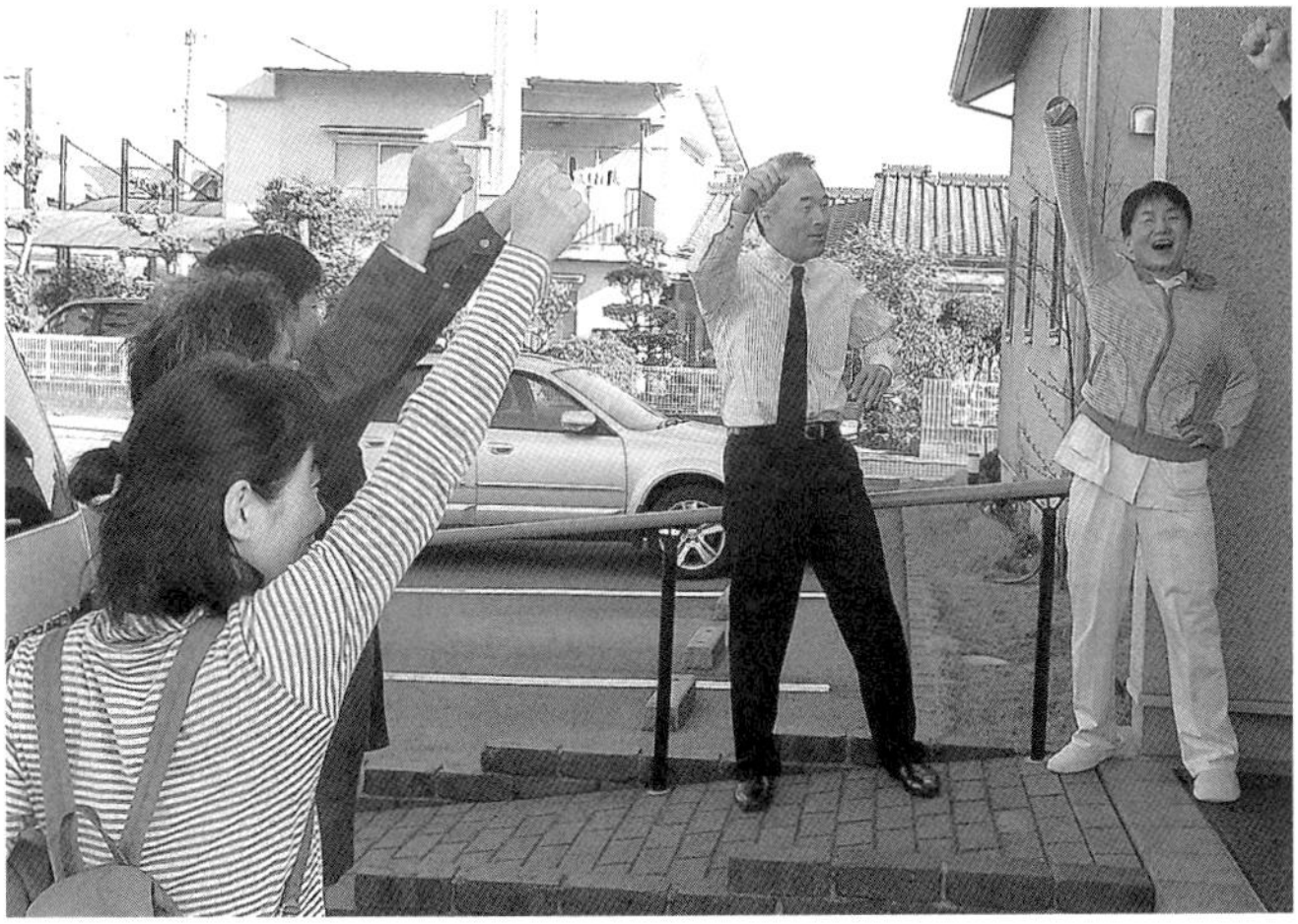

たんぽぽクリニック前での出発式

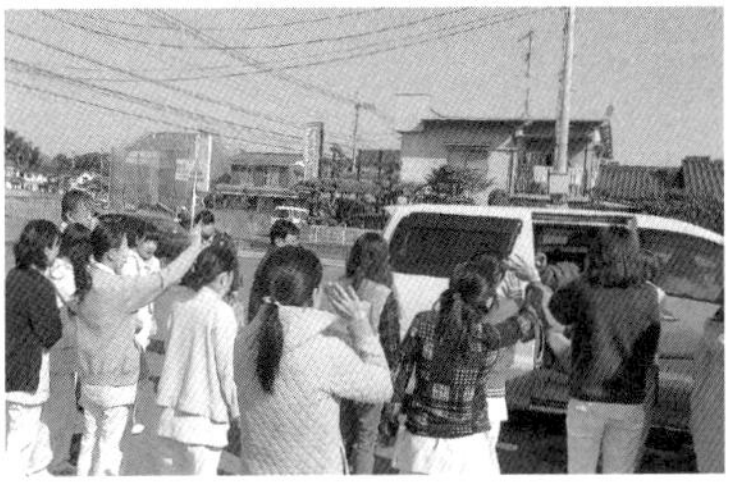

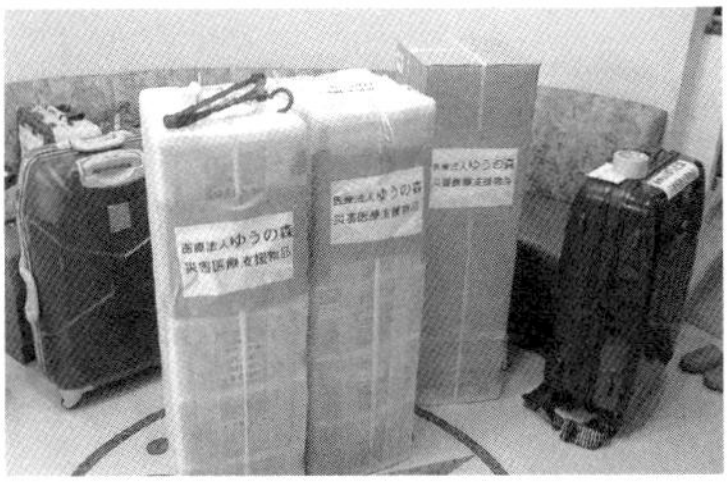

大量の医薬品や
食料を持参

3 気仙沼市立病院

気仙沼唯一の基幹病院である気仙沼市立病院。被災してすぐ、気仙沼の災害医療の中心的存在になったのが、脳外科の成田徳雄先生と外科の横山成邦先生でした。

震災当日、気仙沼は雪が降る寒い日だったそうです。震度六強の大地震が起きたとき、二人は医局にいました。成田先生は横山先生に「これは大変なことが起きた。私たちで、震災後の医療のトリアージをしよう！」と言ったそうです。トリアージとは、人材・資源の制約が著しい災害医療において、最善の救命効果を得るために、多数の傷病者を重症度と緊急性によって分別し、治療の優先度を決定することです。

地震直後に発令された大津波警報を聞いた市立病院のスタッフは、すぐに津波の襲来に備えて、一・二階の入院患者を四階に担ぎ上げようとしました。しかし幸いなことに、小高い丘の上にあった病院は、足元まで津波が迫ったものの、大きな被害を免れたのです。

院内の医師たちは診療科にかかわらずチームに分かれ、すぐさまトリアージを開始しました。次々と市民たちを、各チームに必死で振り分け、処置していきました。ベッドはいっぱいとなり、病棟の廊下まで使って、傷ついた市民を受け入れ続けました。

震災数日後、病院ではトリアージチームを編成しながら、救急患者の受け入れをしていました。しかし、横山先生は予想していたより患者が少ないことに疑問を持ち、自宅に取り残されている人々がいるのではないだろうかと考えたのです。

横山先生は医療器材を入れたリュックサックを担ぎ、病院を飛び出して町を回ることにしました。道路は寸断されていたので途中で車を捨て、横山先生は歩き回って避難所をめぐりました。そして、病院に来るすべがなかった人が避難所や自宅に大勢いることがわかったのです。

4 震災後約一週間

徐々に全国各地から気仙沼を訪れる災害派遣医療チーム（ＤＭＡＴ）が増え始めました。避難所にはＤＭＡＴ三十チームほどが集結するようになり、宮城県から災害医療コーディネーターを任された成田先生が中心に取り仕切り、各避難所のニーズや状況を探りながら、ＤＭＡＴをそれぞれの避難所に振り分けました。朝八時に始まるＤＭＡＴ全体のミーティングは、気仙沼市の職員や市立病院の医師、薬剤師、栄養士、歯科医師なども参加する約一〇〇人の壮大なものです。その日に赴任するチームと任務を終了するチームのあいさつや紹介に始まり、毎日開催されている気仙沼市の災害復興会議の内容なども申し送られていました。被災して約一週間とは思えない、非常にコントロールされ、成熟した組織になっていたといいます。

ただ、気仙沼各地へ訪問を続けていた横山先生は、避難所に来られずに自宅で療養して

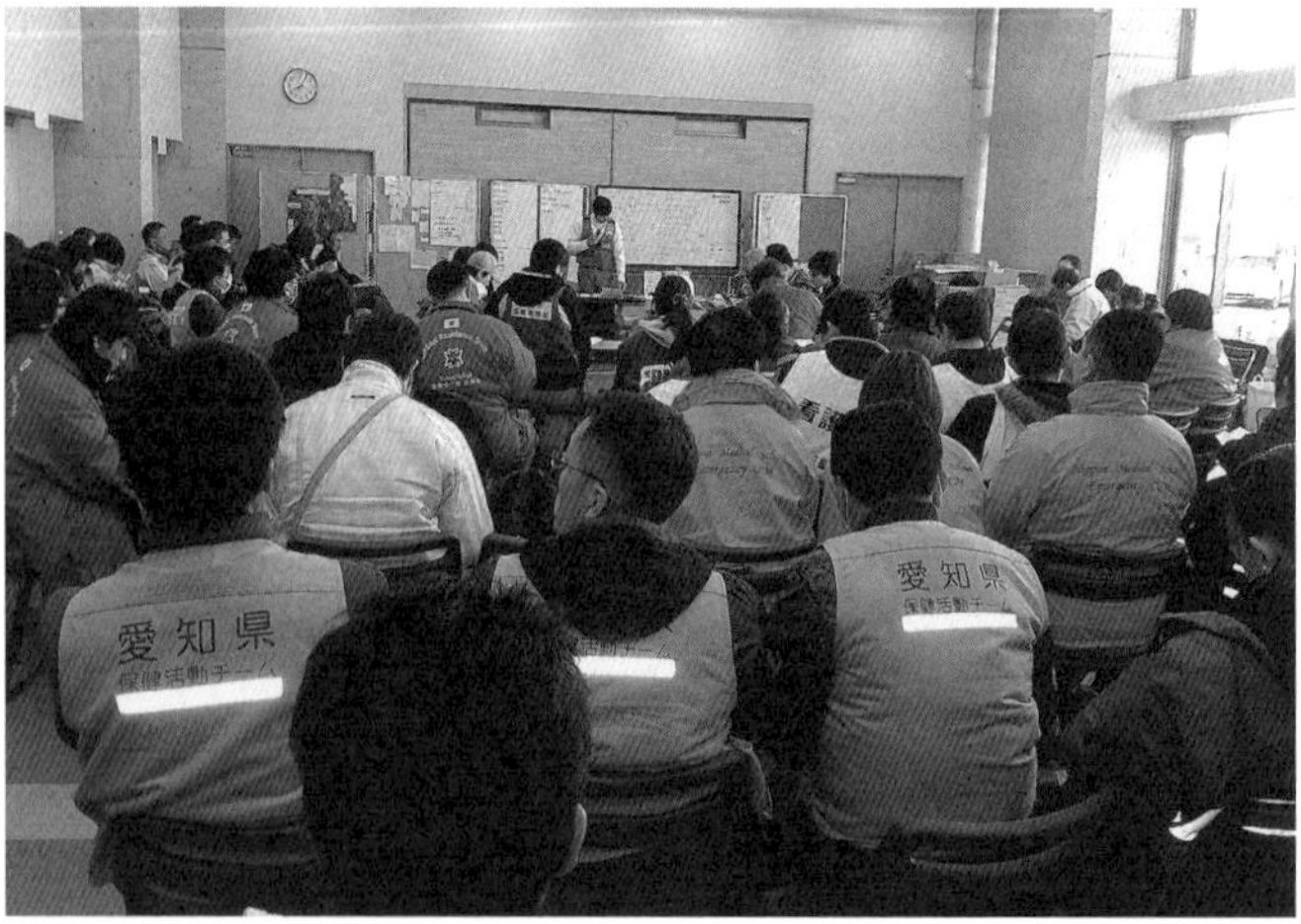

DMATのミーティング

いる人がまだ大勢いるのではないかと気になっていたそうです。避難所は多くの医師たちの目が行き届いていましたが、まだライフラインが寸断されている地域がたくさん残っていました。連絡がつかなかったり、病院や避難所へ行こうとしても行けない自宅療養者への支援が必要とされていたのです。

5 気仙沼在宅支援プロジェクト始動

被災十四日目の三月二十四日、私たち第一班が気仙沼市に着きました。道中、徐々に道路のひび割れが目立つようになり、ガソリン不足で車が動かないせいか、大きなリュックを背負って歩いている人の姿も多く見かけます。気仙沼市街地へ入る主道路は、思ったよりがれきが少ないように感じました。おそらく自衛隊が片付けてくれたのでしょう。しかし、主道路から少し外れると、がれきの山や積み重なった車が目に入ります。

市立病院へ到着すると、二十台近くの各県医療チームの救急車が集結していました。朝の

ＤＭＡＴのミーティングには大勢が集まり、会議室からあふれるほどでした。成田先生の司会で、今日の業務をチームごとに確認していきます。その日は、自衛隊のヘリコプターで入院が必要な状態の患者三十九人を搬送するのが主なミッションでした。その後、各避難所へどの医療チームが参加するかを確認。会の終わりに、新たに参加した支援チームの紹介があり、私たちもあいさつをしました。

「私たちは愛媛県医師会から派遣された在宅医療専門クリニックで、在宅患者で支援を受けられていない人や避難所から自宅へ戻る人たちを支援しに来ました」と話すと、一人が手を挙げました。横山先生でした。「今、避難所に来られなかったり、停電などでライフラインが切断されたままで、自宅に取り残されたまま連絡する手段のない人たちがたくさんいるはずです。これから、在宅医療という視点が非常に重要になっていきます。ぜひ一緒にやりましょう」と発言されたのです。

当時は、気仙沼市の訪問看護ステーションをはじめ、地域の介護サービスも壊滅的な打撃を受けていました。地域の高齢者の情報も津波に流されてしまい、どこにどのような高齢者が生活しているのか、わからなくなっていました。

ミーティングの後すぐに私は、横山先生と、災害時に保健師や看護師を派遣するＮＧＯ団体「SHARE」代表・沢田貴志先生と一緒に、市役所の保健福祉部を訪問しました。部長や課長に「在宅医療の支援が不可欠である」と訴え、気仙沼市在宅支援チームを立ち上げることが決定。そして、私たちがその立ち上げを任せられたのです。

その後、気仙沼市民健康管理センター「すこやか」の一室を拠点とし、朝と夕方、在宅医療支援ミーティングを行うようになりました。それまで個別に動いて統一されていなかった各避難所の保健師や民生委員、ボランティアなどから、避難所の寝たきり患者、避難所から自宅へ帰る患者、在宅でずっと頑張っている患者の情報を集約して、今後の支援体制を構築するのが目的でした。

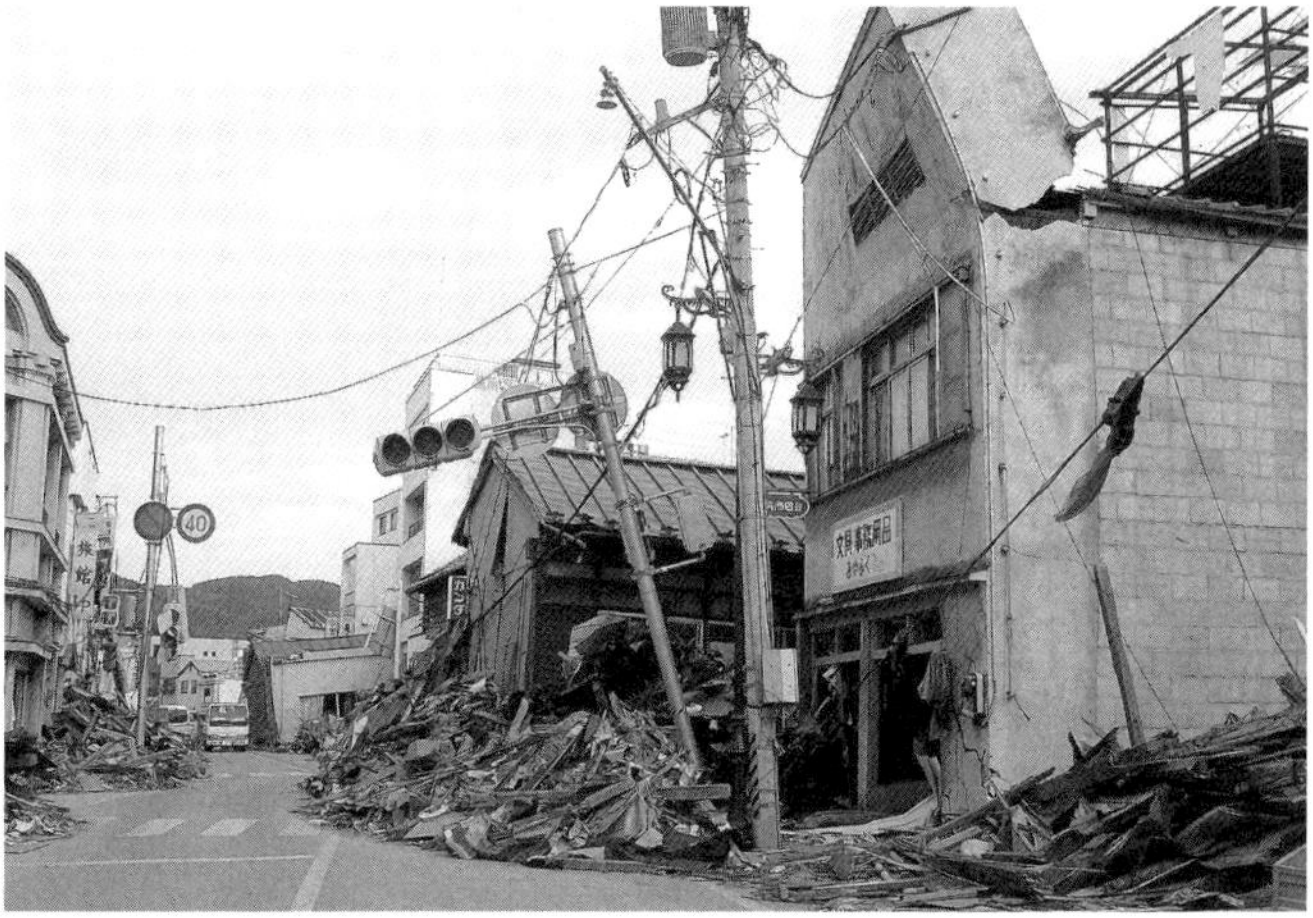

信号が曲がり、建物も崩れるほどの被害

6 偶然の重なりが必然へ

初日で在宅支援チームを立ち上げることができ、地域巡回健康相談事業を開始することになりました。各地域を巡回し、介護や医療が必要な人たちの情報をピックアップします。情報収集はもともと、市が行うべき住民の状況を把握する事業だったので、市と協力しながら横山先生が中心となって活動しました。

もう一つが、自宅療養者の診療や看護を担う巡回療養支援隊の活動です。私がこの活動を主管する形で、気仙沼入りして二日目にスタートしました。巡回療養支援隊は、大きな被害を受けていない山間部が多い気仙沼市では避難所だけでなく、自宅で困っている人たちがいるだろうと考え、地元の医療関係者と全国の医療支援ボランティアとで結成した在宅医療支援チームです。

市役所が被災し、住民基本台帳やコンピューターの住民情報が消失していたため、市内各地域をローラー作戦で調査し、要介護者をピックアップしました。すると、停電でエアマッ

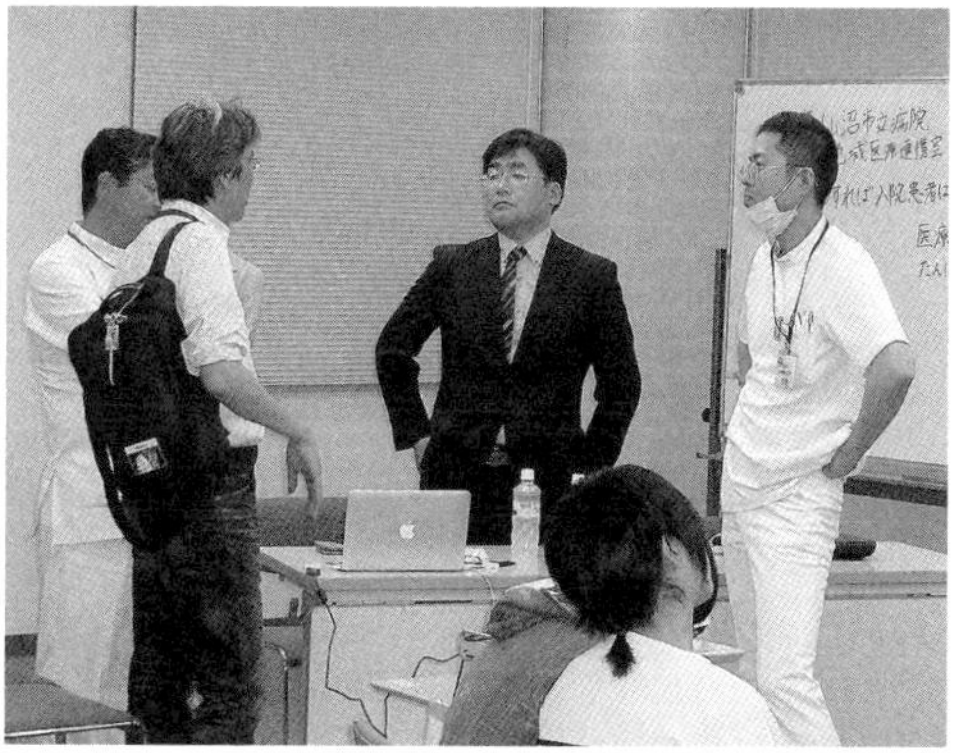

右から市立病院の横山先生、著者、開業医の村岡先生

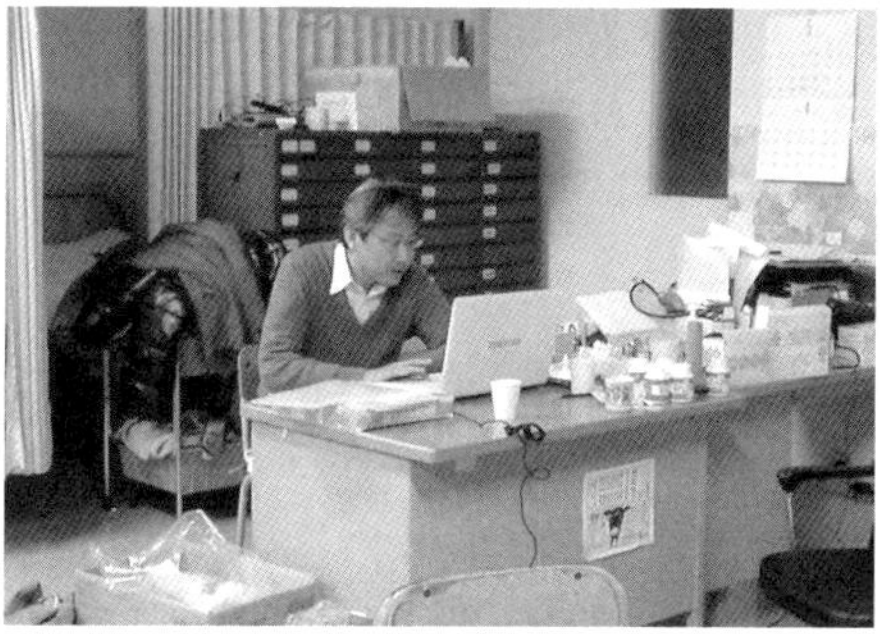

気仙沼小学校の保健室を拠点に避難所住民の診療をしていた村岡先生

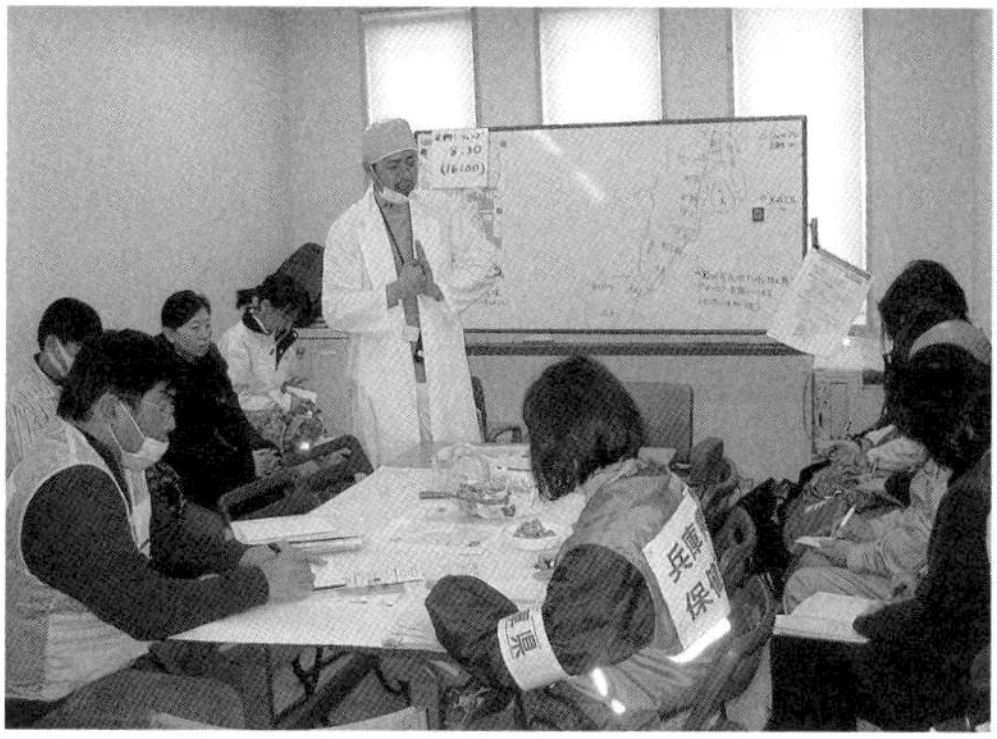

被災地での在宅医療の重要性を訴えた横山先生

トや介護用ベッドが動かなくなり、重度の褥瘡《じょくそう》が発生している患者が続出していることがわかり、すぐに訪問診療・看護を開始しました。

気仙沼在宅支援プロジェクトでは、被災後にできた褥瘡を早く治し、地域の医療機関や訪問看護ステーション、介護事業所などと連携を取りながら、地域医療基盤をレベルアップし、地元へ引き継ぐことを目標としたのです。

プロジェクトには、気仙沼市で診療所を開業していた村岡正朗先生が加わりました。村岡先生の診療所も津波で流されていました。村岡先生は、気仙沼市で最も熱心に在宅医療に取り組んでいた方です。被災後も気仙沼小学校の避難所に寝泊まりし、保健室を拠点に避難所の住民の診察をしながら、自分の在宅患者も往診していました。

復興のためには、ただ、その時だけ支援するのでは意味がありません。支援する中で、いかに地元につなげていくかが重要です。その点から、地元で開業する村岡先生の参加には大きな意味がありました。

変わり果てた市内を歩き、取り残された高齢者や病人などの医療の必要性を実感した市立病院の横山先生。そして避難所生活をしながら自らの診療所の復興を図りつつ、巡回療養支援隊のために尽力する村岡先生。私は二人と出会い、被災地の巡回診療を行い、在宅医療専門クリニックの運営のノウハウを提供しながら、全国の医療従事者の支援をコーディネートしました。

気仙沼での在宅医療の取り組みは、他の被災地に比べて、体制や人員確保も円滑に進みました。三人が出会ったのはただの偶然でしたが、偶然の重なりは必然だったようにも思えました。今後、三人の息の合った協力で、この気仙沼を救い、復興させようという強い気持ちが芽生えてきました。

7 寝たきりでの被災

私たちが訪問診療開始後、すぐに出会った家族の話です。

八十五歳の明弘さん（仮名）は三年前に脳梗塞で寝たきり状態となりました。奥さんと息子さん夫婦の家族で、五年前に三階建ての立派な二世帯住宅を建てられていました。明弘さんは在宅サービスの利用や奥さんの献身的な介護により、あまり入院することもなく、落ち着いて自宅で療養していました。中学生のお孫さんたちもよく声をかけに来られ、幸せな療養生活を送っていました。

そんな時です。これまで経験したことのないような地震の揺れを感じました。息子さんは大津波警報を聞き、「これは避難しなければ！」と考えましたが、寝たきりの明弘さんがいます。「避難所に向かうよりも家の三階に上がれば津波も来ないだろう」と考えました。念のため、家族で協力して明弘さんを担いで屋上に上がり、みんなで避難しました。

しかし津波は予想をはるかに超え、ものすごい勢いで押し寄せ、あっという間に海に囲まれました。何と三階まで津波

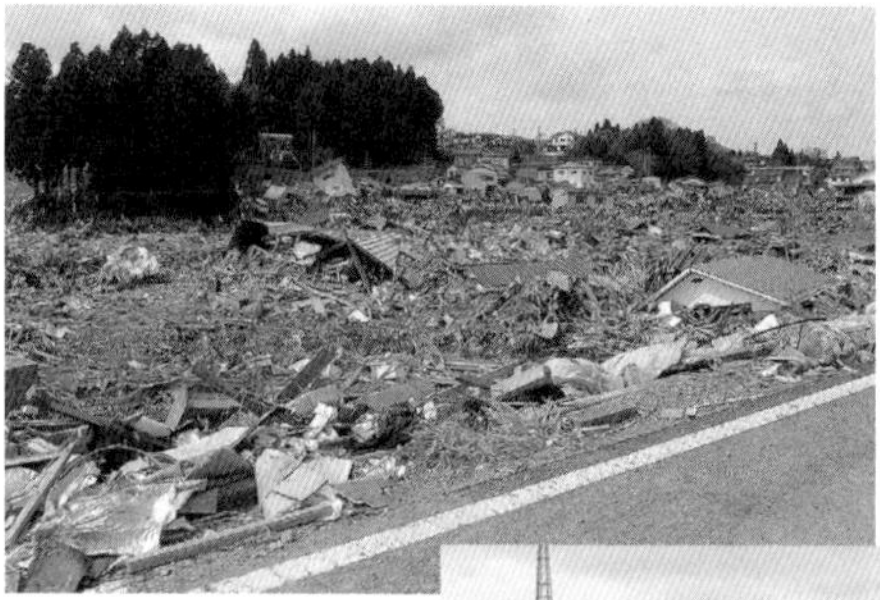

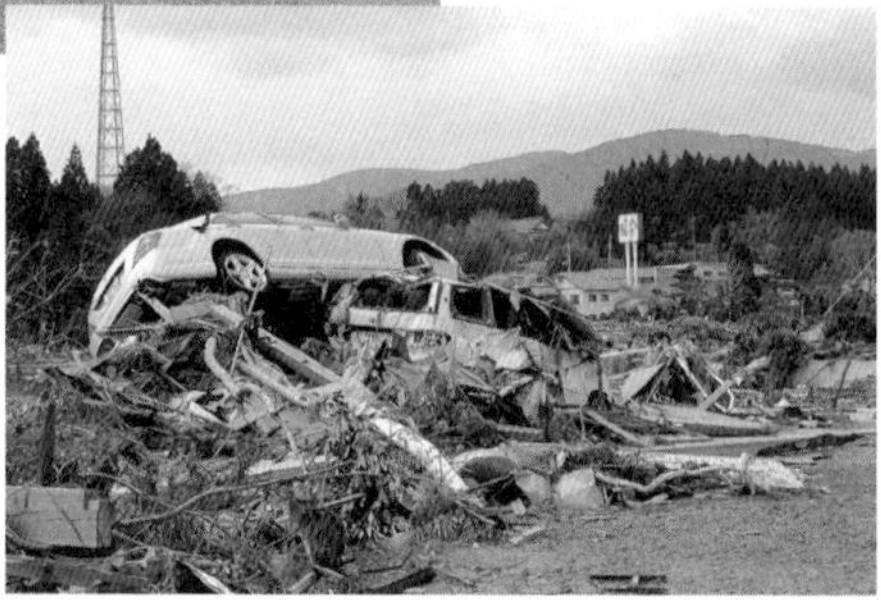

がれきの山となった
気仙沼市の住宅地

にのみ込まれたのです。屋上にはかろうじて津波が到達しませんでした。何度も引いては押し寄せ、周りの民家をすべて押し流してしまった津波を、明弘さん一家はぼうぜんと眺めていました。対岸のコンビナートでは火災が発生し、流れ出したオイルは海上でも燃えていたといいます。

家の周りの海水は次の日の朝まで引くことはなく、逃げ出すこともできず、明弘さん一家は氷点下の屋上で一夜を過ごしました。翌日、明弘さん一家が見た光景は地獄絵図のようでした。家々が流され、がれきの山となり、所々で火災が発生。三階を片付け、何とか家の中に入ることができました。

その後、明弘さんは使用していたエアマットが停電で使えず、大きな褥瘡ができてしまいました。病院にも避難所にも行けなかった明弘さんは、私たちの在宅支援チームが入ることで、ようやく褥瘡の治療が開始されたのです。

活動当初から、明弘さんのようにひどい褥瘡の高齢者の方が多くいたので、私たちは「褥瘡マニュアル」を作成して一貫した医療を提供することにしました。

8 復興への兆し

気仙沼在宅支援プロジェクトの一員として支援の中心となった私は、派遣期間を当初の予定よりも延長することにしました。

気仙沼入りして数日、氷点下の朝が続きました。日中は、がれきから出るほこりが街中に充満し、マスクが必要です。レンタカーも泥まみれです。気仙沼に入った当初は潮と魚の腐ったような匂いが鼻についていましたが、あまり気にならなくなりました。ガソリンスタンドの行列は次第に少なくなり、車の数が増えて渋滞も起きるようになってきました。スーパーには惣菜や野菜が並ぶようになってきましたが、まだ品数は少なく、開店している時間にも制限があります。それでも被災地のがれき撤去や片付けは確実に進んでおり、復興の兆しが見えていました。

毎日開かれるＤＭＡＴの会は、相変わらず全国の精鋭たちが一〇〇人近く集まる盛大な会でしたが、ずっと参加していると「これがいつまで続くんだろう」という気持ちがよぎります。

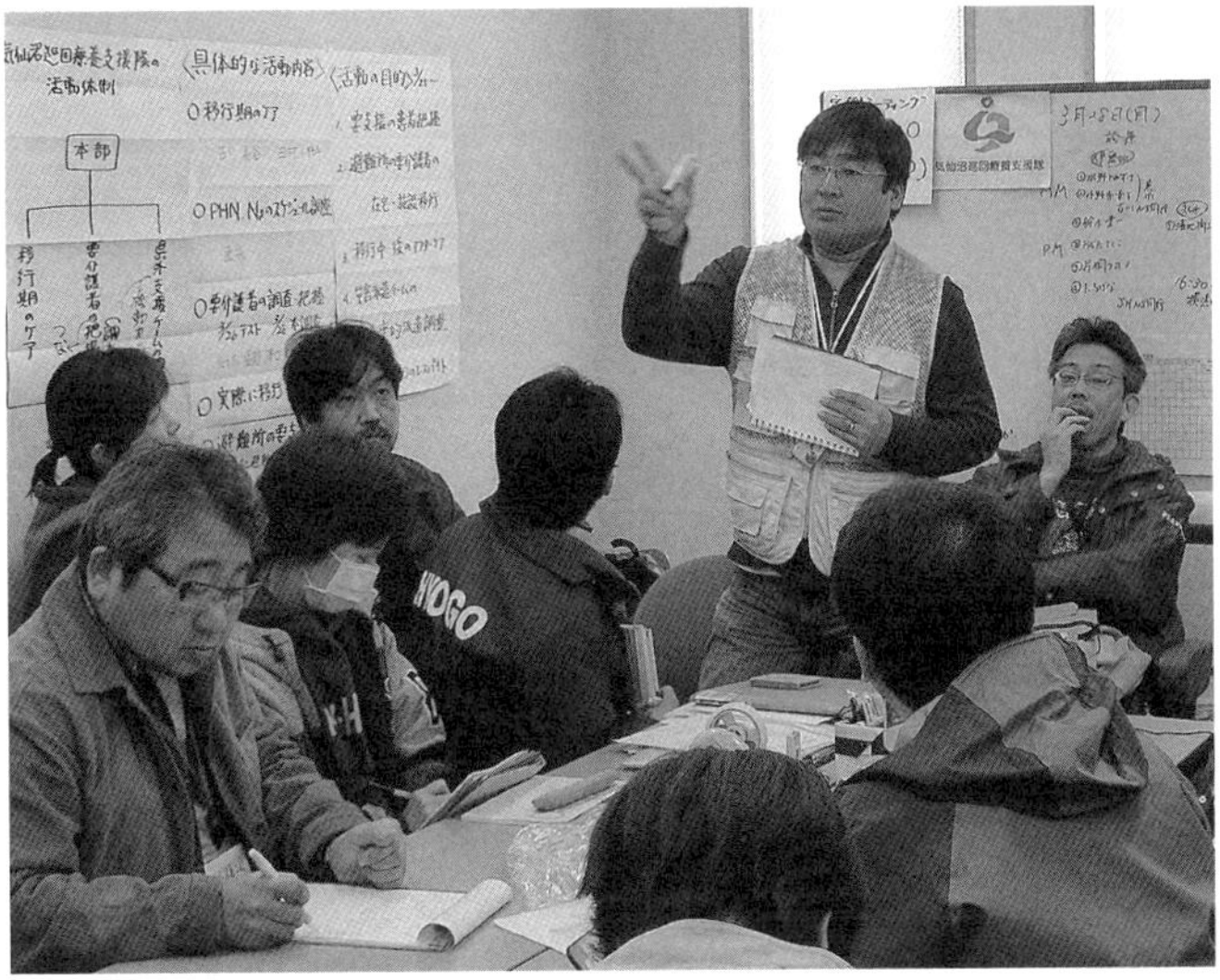

気仙沼在宅支援プロジェクトのミーティング

ＤＭＡＴもずっと続けられるわけではなく、いずれ終了します。避難所の住民はプライバシーがなく、食事も制限され、風呂も入れない不自由な生活をいつまで続けないといけないのだろうと思っているはずでした。ＤＭＡＴの会では、そういった問題の根本的解決についてはあまり話題にあがりませんでした。

私たちのプロジェクトには、ＤＭＡＴの本部長や保健所の保健師も参加するようになりました。巡回療養支援隊では根本的解決を図るために、避難所の統廃合と避難所にいる要支援者の集約、そして避難所住民の仮設住宅への入所や市外への移住を早期に進めることにしました。

さまざまな手厚い医療支援や在宅・介護支援がいつまでも続くわけではなく、今後の復興を視野に入れた体制を進めていかなければなりません。

9 気仙沼の医療過疎化

全盲のトミ子さん（八十歳、仮名）は、子宮がんの手術や肺結核などのため、二～三年前から寝たきりで過ごしていました。手足は拘縮《こうしゅく》（筋肉が萎縮して、関節が曲がったまま伸ばせなくなる状態）して、仙骨部や両足のかかとには褥瘡がありましたが、巡回療養支援隊の毎日の訪問診療や看護により、ずいぶん改善しました。食事が取れず、時々点滴などをしていましたが、一度精査のため気仙沼市立病院に入院。特に異常はなく、退院しました。介護を主に行っているご主人は認知症です。同居の息子さんは日中は仕事でいないので、今後の医療や介護の方向性の確認のため、自宅でサービス担当者会議を行いました。

すでにトミ子さんは少ししか水分が取れない状態のため、自然に看《み》るか、胃ろう栄養をす

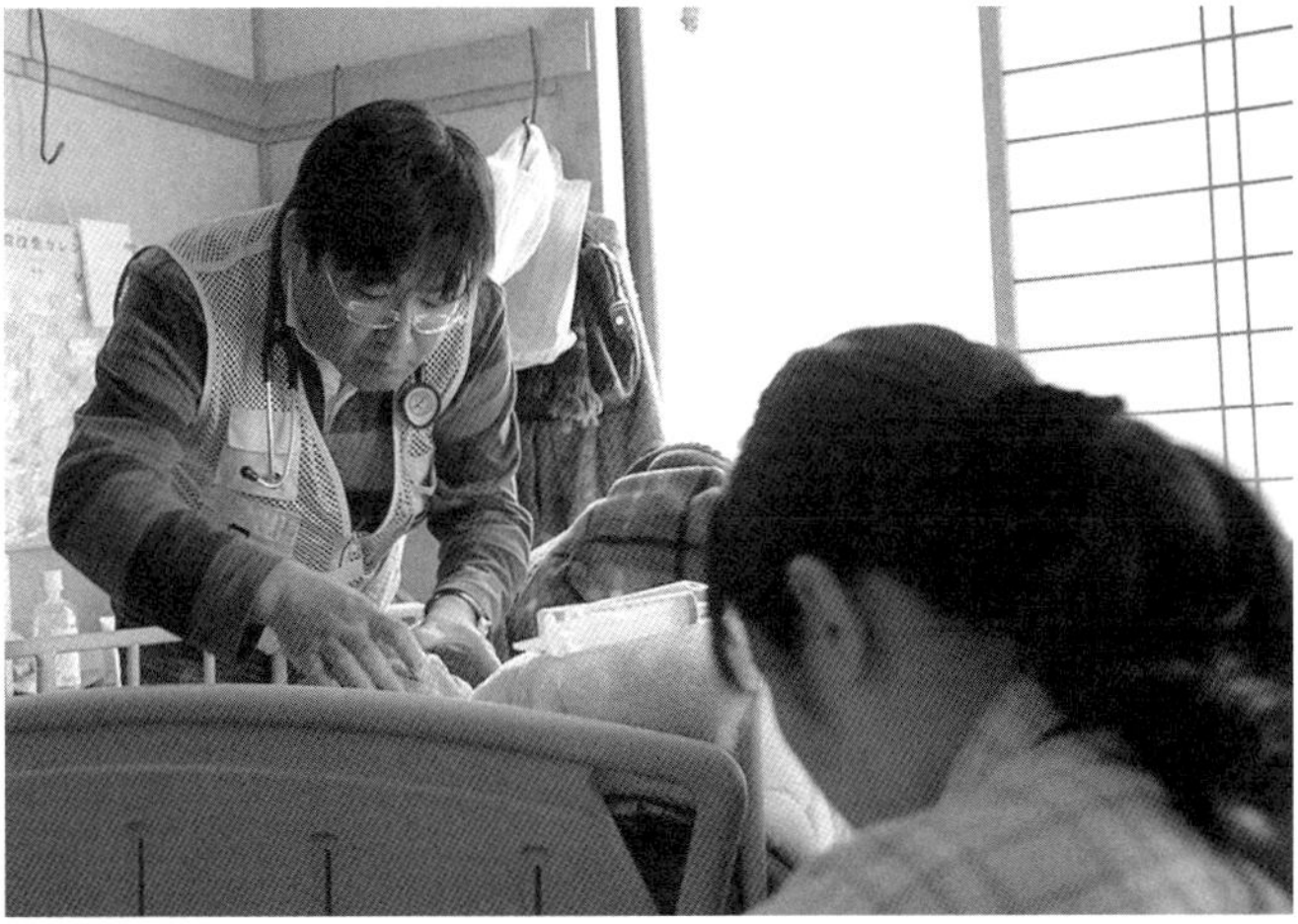

在宅医療チームの訪問により治療が開始

るかという話をすると「胃ろう栄養はあまり望まない」と言われたので、口から摂取できなくなれば自然に看ていくということにしました。トミ子さんが住む地域は被災により、医師が一人もいない無医地区になってしまったので、市立病院まで車で四十分かけてずっと通っていました。呼吸器科、糖尿病科、婦人科、泌尿器科の診察で一日かかり、本人にも家族にも大変負担です。しかし、私たちの訪問で受診を最低限にすることができるようになりました。また、これまで寝たきりだったにもかかわらず、身体障害者手帳を取っておらず、特別障害者手当ももらっていませんでしたので、ケアマネジャーに手続きを依頼しました。息子さんが「本当に先生方が来てくださるようになって楽になりました。ありがとうございました」と深々と頭を下げ、目に涙を浮かべられたのが印象的でした。

震災前から気仙沼市は医療過疎の地域でした。もともと地域の経済状況も悪く、サービスが制限され、身体障害者手帳や福祉制度の情報も住民の方々に十分に行き渡っていなかったのです。私たちの支援を機に、在宅医療の必要性があらためて見直されました。

10 巡回療養支援隊の機能

巡回療養支援隊にはぞくぞくと支援者が集まっていました。日本プライマリ・ケア連合学会は気仙沼を災害医療支援の重点地域として人材を派遣し、あるＮＰＯ法人の看護師たちは無期限で参加してくれたのです。

在宅医療関係のメーリングリストに気仙沼在宅支援プロジェクトの話を投稿すると、かなりの反響があり、大勢から感銘を受けたというメールをいただきました。たくさんのボランティアの協力申し出もあり、強力な支援の輪が広がっていきました。

震災後三週間がたっても気仙沼市では、電気や水道などのライフラインがつながっていない地域も多くありました。自宅の介護用ベッドが動かずに同じ姿勢のままいたり、硬い床で寝ていたり、低栄養の状態が続いたりしたため、各地域で重度の褥瘡患者や、筋肉・関節・臓器などの体の各器官の機能が低下した患者が急激に増えました。自宅療養患者については継続して診ていくことが必要です。巡回療養支援隊では、カルテなどのシステムを作り、一つの在宅医療専門クリニックといえるほどの体制を整えていきました。

巡回療養支援隊の活動に必要とされたの

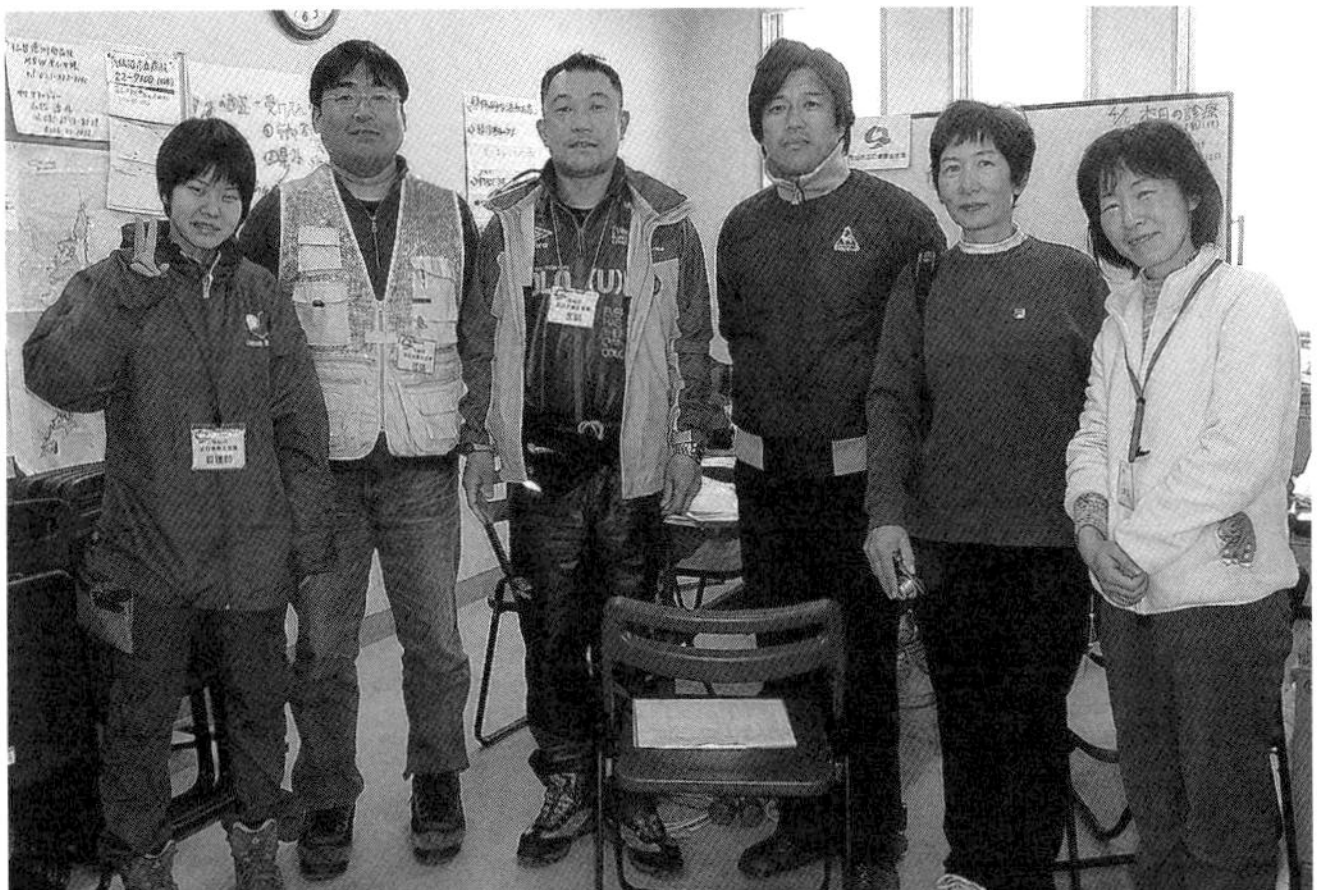

全国から志の高いボランティアが気仙沼在宅支援プロジェクトに集結

は、刻々と変化する現地のニーズをしっかりと把握するための情報収集、人的・物的資源をコーディネートする力、急性期医療の視点では対応できない状況に適切な医療・ケアを提供する能力です。私は、自分たちの支援が自己満足で終わり、地元の人へのお仕着せになってはならないということを十分認識し、行動していたつもりです。しかし、最大限に配慮したとしても、結果的にうまくいかない可能性もあるかもしれません。それでも現地の人たちは、私たちの活動を頼りにして必要としてくれていたと実感しています。

11 支援の継続性

東日本大震災では、早い時期で医療支援が急性期対応から慢性期対応に移行し、自宅療養患者や避難所にいる寝たきりの患者、退院する患者の受け皿などが重要になりました。

巡回療養支援隊は、発足して二週間で八十人の要介護者をピックアップし、継続的フォローが必要な重症の寝たきり患者五十人に対して訪問診療や看護を実施しました。被災のた

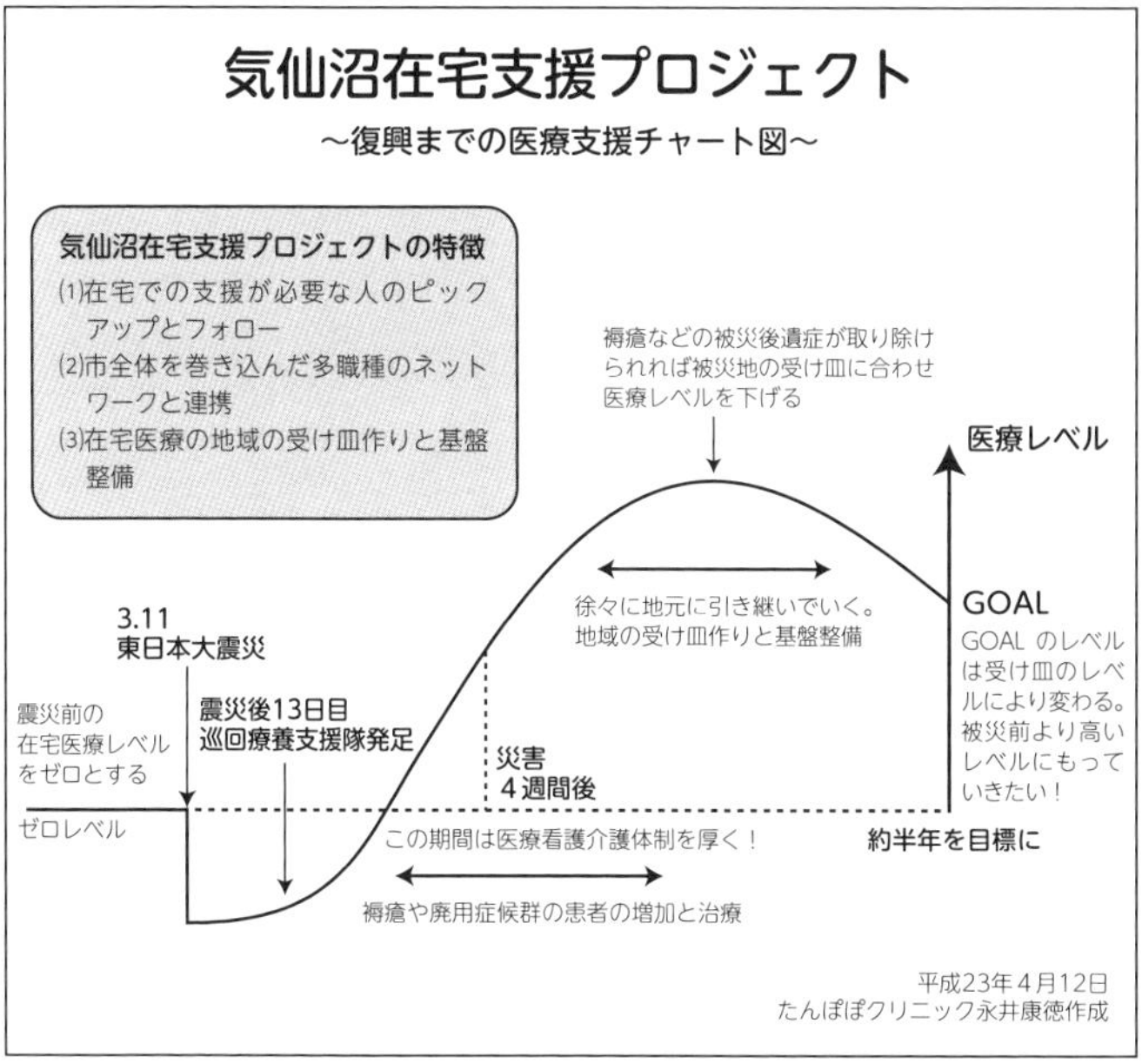

プロジェクトの目的

(1) 被災後にできた褥瘡の治療

(2) 地元の医療看護体制の補完

(3) 入院患者の退院支援

(4) 地域の医療・介護の連携コーディネート

(5) 在宅医療の基盤作り

め、本格稼働ができない開業医の方々や訪問看護ステーションも支援し、地元の医療機関や介護サービスの基盤も整備。最終的には、地元の人々による自立した在宅医療や介護を行えるように引き継ぐことを目標にしていました。

震災後一定の期間を経過して、気仙沼市では被災者医療の継続とともに、復興後の医療体制の在り方が課題となります。私たちは現地の方々から、非常に困窮した状況での医療や介護の支援を大変感謝されました。しかし、地域の医療サービスが復興する中で、震災前の本来のサービスと震災後の支援とのギャップが生じ、問題になりつつありました。今後は医療サービスをどの

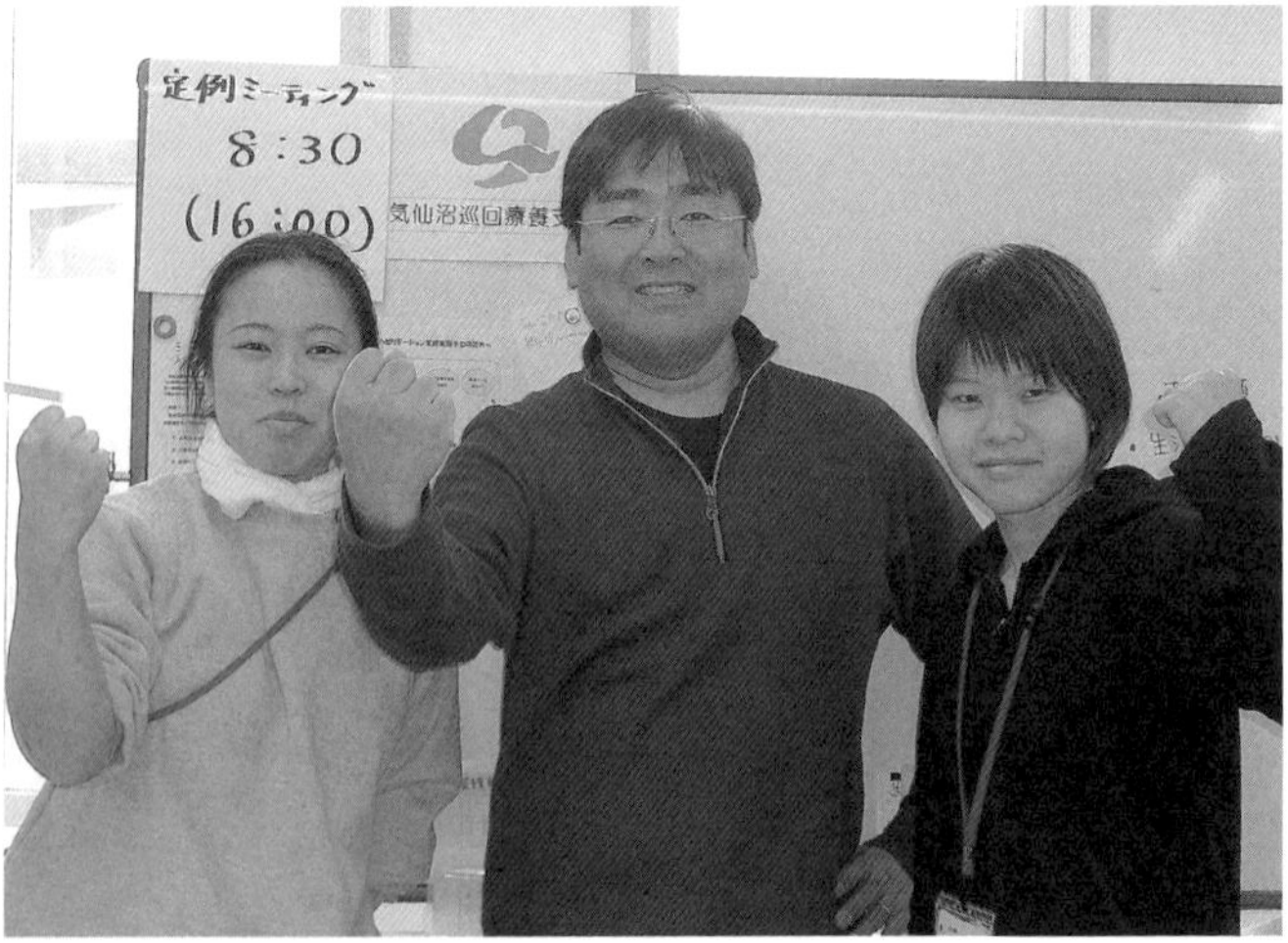

巡回療養支援隊の事務局スタッフと著者

ように正常化させるかが重要でした。

気仙沼在宅支援プロジェクトは、今回の災害支援のニーズに合致し、他の被災地にも広がっていきました。宮城県石巻市をはじめ各地で、同じような取り組みが始まり、先進モデルとして注目されたのです。

12 気仙沼市での支援に携わって

私はＪＭＡＴとして、偶然宮城県気仙沼市へ医療支援に入りました。そこで、地元の医療・介護関係者の中心となってコーディネートした市立病院の横山先生と、震災前から在宅医療に力を入れていた開業医の村岡先生との、必然ともいえる出会いが、気仙沼在宅支援プロジェクトへつながったのです。

今回の津波を主体とする災害は、阪神淡路や中越の震災と違い被災地医療において、慢性期疾患の対応やプライマリ・ケア（初期診療）、在宅医療のニーズが大きかったと実感しました。というのも、膨大な死者・行方不明者に引き換え、負傷者が非常に少なかったこと。死者の九割以上が津波での溺死で、一刻を争う救急処置の必要な患者は実に少なかったのです。また、介護保険法の施行以降、自宅で療養する患者がそれまでとは比べものにならないほど増え、今回の災害では、その自宅療養者が災害弱者となり、医療支援の対象となりました。そのため、私は、在宅医療専門クリニックのノウハウや技術を、被災地の支援で最大限に生かすことができました。気仙沼在宅支援プロジェクトは、全国の在宅医たちや多くのスタッフの協力により、継続的に支援する体制が整っていった「絆プロジェクト」です。現地の医師や看護師、保健師の皆さんの熱い思いや、多くの方々の支援する気持ちが軸となったのです。ゆうの森では継続して約半年間、このプロジェクトにチームを派遣してきました。被災地に行った職員も、留守を預かった職員も、みんなが被災地の力になろうと一致団結した思いは私の誇りです。

被災地での支援活動を通して、これまで私が在宅医療で実感していた命のはかなさを、より強く感じるようになりました。一度しかない人生です。生きている日々を後悔しないように、自分の力を最大限に生かしながら、社会に貢献したいと思うようになりました。人は追い込まれたときこそ、自分の本当の能力や価値を試されます。自分が今、何をすべきかを見つめ直し、十分な力を発揮できるようにしたいです。

第六章

俵津診療所、ふたたび

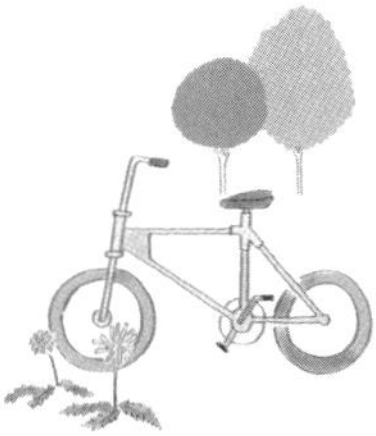

1 恩返しのときがやってきた

私が勤めていた俵津診療所が市町村合併のあおりを受けて、廃止となることが決まりました。明浜町、宇和町、野村町、城川町、三瓶町が合併してできた西予市ですが、周辺部では過疎化がさらに進行し、へき地診療所の赤字が拡大しました。中でも、人口四千人程度の旧明浜地区にある四つのへき地診療所では、統廃合の問題が持ち上がりました。

二〇一〇年、私が松山で開業したたんぽぽクリニックの十周年記念講演会に、俵津地区の住民の方がみかん箱を持ってやって来て、こう言いました。

「先生、診療所がなくなってしまう。なんとかしてくんなはい!」

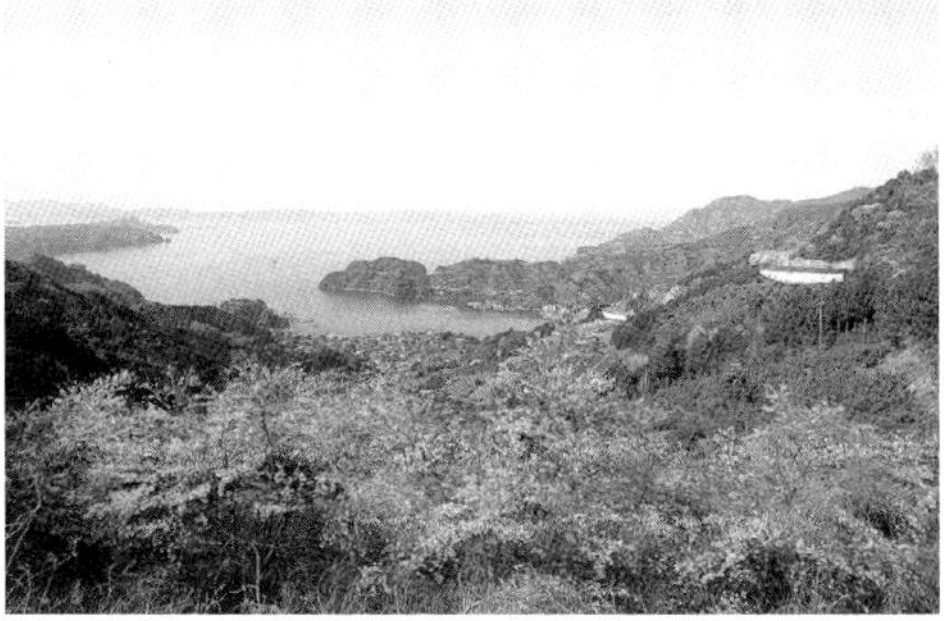

この一言から「俵津プロジェクト」が始まったのです。

このままでは俵津地区は無医地区になってしまい、地域の通院が困難なお年寄りたちは医療を受けられなくなってしまいます。私は、自分を医師として、一人の人間として育てていただいた、この俵津地区の皆さんに恩返しをする機会を与えられたのです。

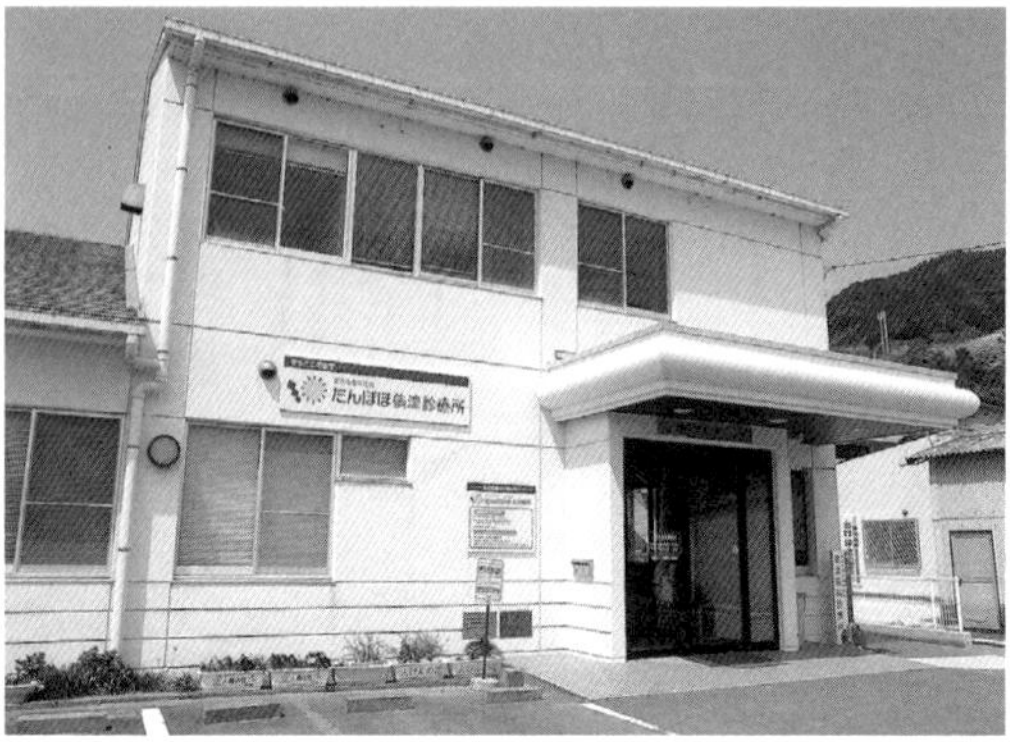

たんぽぽ俵津診療所として新たにスタート

地域医療の崩壊や医師不足が叫ばれている現在でも、在宅医療には医師たちが集まってきています。現在、たんぽぽクリニックでは常勤医師九人による当番体制を築き、医師が疲弊することなく二十四時間三六五日の在宅医療が提供できています。へき地医療の問題をこの当番システムで解決することはできないか？　俵津地区を二十四時間対応できる最高の医療体制を誇る地域にして、住民の方が住み慣れた地域で最期まで暮らせるようにしたい！俵津プロジェクトはそういう取り組みです。

「人が進まない分野で、自分がより必要とされる仕事をし、チャンスを拡大して、地域や社会に貢献したい」という思いを胸に、この俵津プロジェクトにも懸命に取り組みました。西予市から民間移譲を受けて、二〇一一年五月、たんぽぽ俵津診療所がオープンしました。

2 在宅医療のノウハウでへき地医療を再生

愛媛県の県庁所在地・松山市で在宅医療を専門で行っている「たんぽぽクリニック」と、県の南西部に位置する西予市明浜町俵津地区にある「たんぽぽ俵津診療所」は、直線距離で六〇㎞ほど離れています。

私が松山市にたんぽぽクリニックを開業するために俵津診療所を去って十年の間に、俵津地区は市町村合併で人口が減少して高齢化が進み、町の活気さえも急激に失われつつありました。俵津地区の人口はこの二〇年で四分の三に、そして二六％だった高齢化率は四〇％にもなっていました。俵津診療所は、毎年三千万円の赤字を出す診療所となり、廃止されることになったのです。

　在宅医療専門クリニックであるたんぽぽクリニックを開業したときから、自分がいなくても二十四時間三六五日の医療体制が維持できる仕組みをつくりたいと思っていました。自分一人が頑張っても限界があり、自分が倒れてしまったら迷惑するのは患者さんです。そのため、医療従事者が疲弊することなく、二十四時間いつでも患者さんから連絡が取れる体制づくり、当番システムの構築を目指してきました。

　今回、たんぽぽ俵津診療所では、この当番システムを取り入れたのです。たんぽぽクリニックに勤務する医師が、交代で俵津診療所で診療を行い、月曜日はA医師、火曜日はB医師というような担当制にし、チームで診療所を運営することにしました。

　月曜日を担当するA医師は月曜日の早朝に松山を発ち、俵津診療所に向かいます。俵津診療所では、午前中は外来を、午後からは訪問診療を行っており、その日の診療を終えたA医

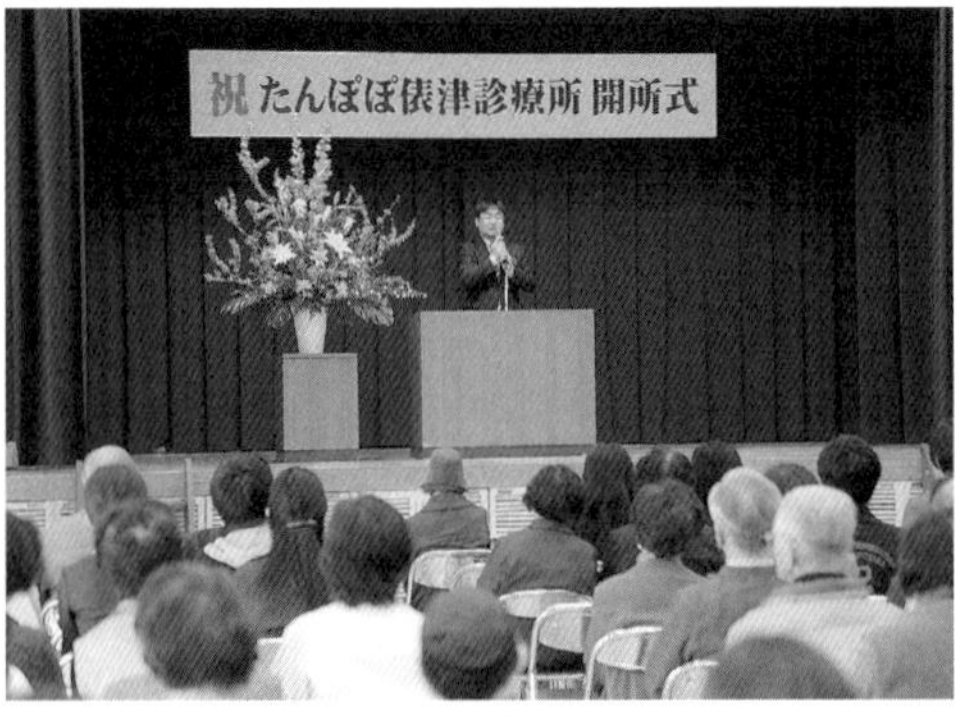

開所式には多くの住民が参加してくれました

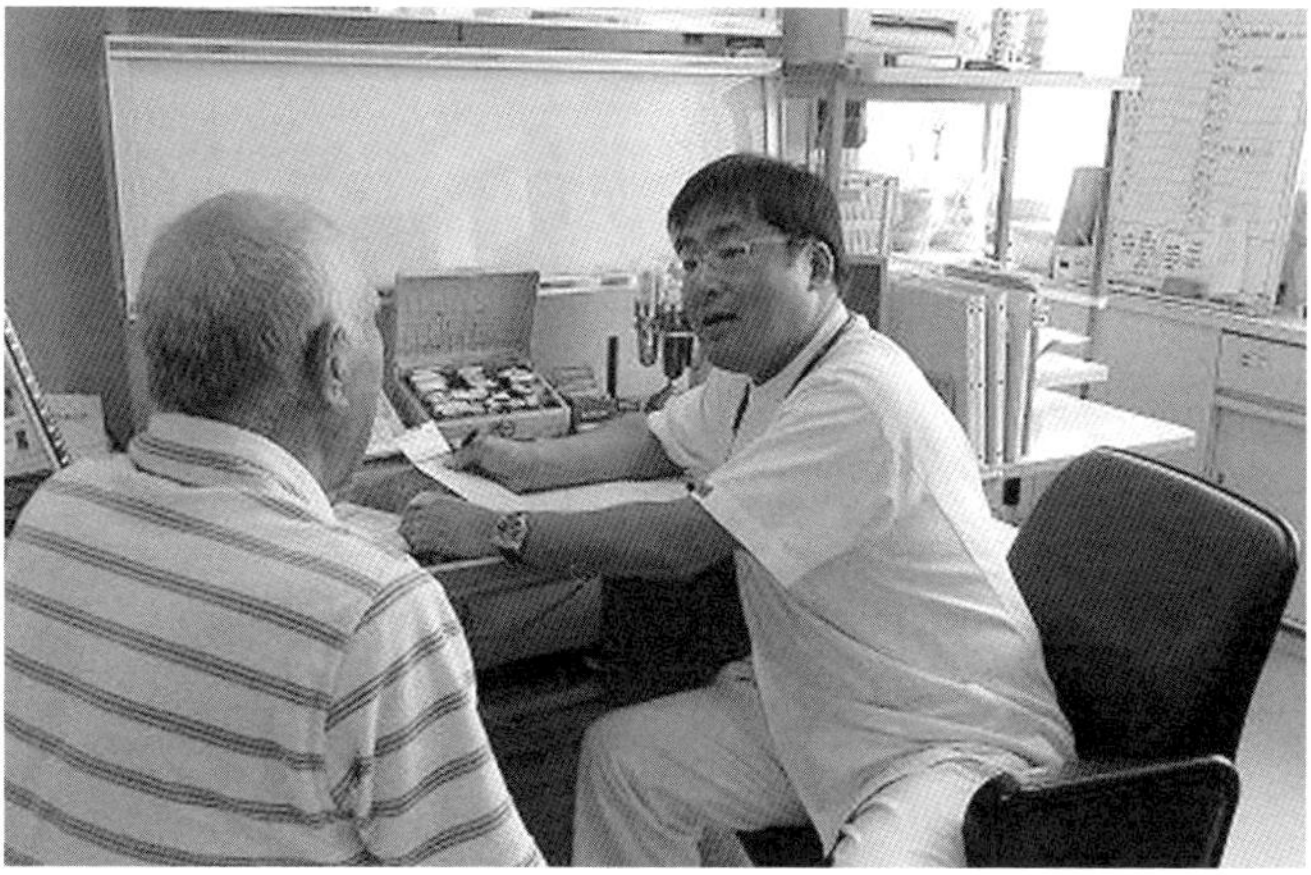

住民も待ちに待った診療再開

師は翌朝まで俵津に留まって夜間の急患や往診に備えます。そして翌日、火曜日担当のB医師が俵津に向かう頃、A医師は松山に帰り、たんぽぽクリニックで勤務するのです。

へき地医療を希望する若い医師もいるのですが、その地に一人で勤務するとなると、一人で地域を診ることの重責や子どもの教育といった医師の家族の問題もあって、実際に赴任する人材を確保するのはとても困難です。しかし、このように何人かの医師でチームを作ってへき地の診療所を運営すると、リスクが分散され、医師も家族も疲弊せずに安心して生活を送ることができます。その結果、安定的に、継続して診療所を運営できるのです。

松山市にあるたんぽぽクリニックとたんぽぽ

俵津診療所は、毎朝のミーティングで情報交換を行っています。その際に活用するのが、Webカメラとグループウェアの I Tツールです。このグループウェアを使った情報共有システムも、二十四時間体制の在宅医療を維持するために作ったものです。

毎年三千万円の赤字を出して廃止にまで追い込まれた診療所は、半年で黒字化し、人口千二百人の町ですが、二十四時間体制の診療所と在宅医療があり、患者本人やご家族が望めば、家での看取りも可能な地域となりました。

たんぽぽ俵津診療所の開設とともに、町にも変化がありました。地域の住民による泊まりもできるデイサービスもできました。また、地域の主婦たちが立ち上げた「ゆめさく屋」という高齢者のためのお弁当屋では、惣菜は一人一人の好みに合わせたものを提供し、宅配がてら、高齢者世帯の見守りも行っています。そして、在宅患者や地域の方に楽しんでもらおうと企画した「夕涼み会」も復活させ、民生委員・老人会や婦人部・保育園など、地域みんなで取り組んでいます。少しずつではありますが、地域のお年寄りは地域でみるという仕組みが住民の手で進んでいます。

これらの取り組みが、無医村地区における地域再生のモデルケースになればと願っています。

3 過疎地域で学ぶ医療の原点

二〇一四年より、俵津診療所を中心とした俵津地区で「地域医療塾」を開催しています。これは、医学生や看護学生といった医療系の学生を対象にしたサマーキャンプです。人口千二百人、高齢化率が四〇％を超える過疎地域で、医療職を志す仲間とともに三日間を過ごし、地域の人とのふれあいを通して、医療とは何か、その原点を考えてもらうことが目的です。

なぜ、このようなサマーキャンプを実施

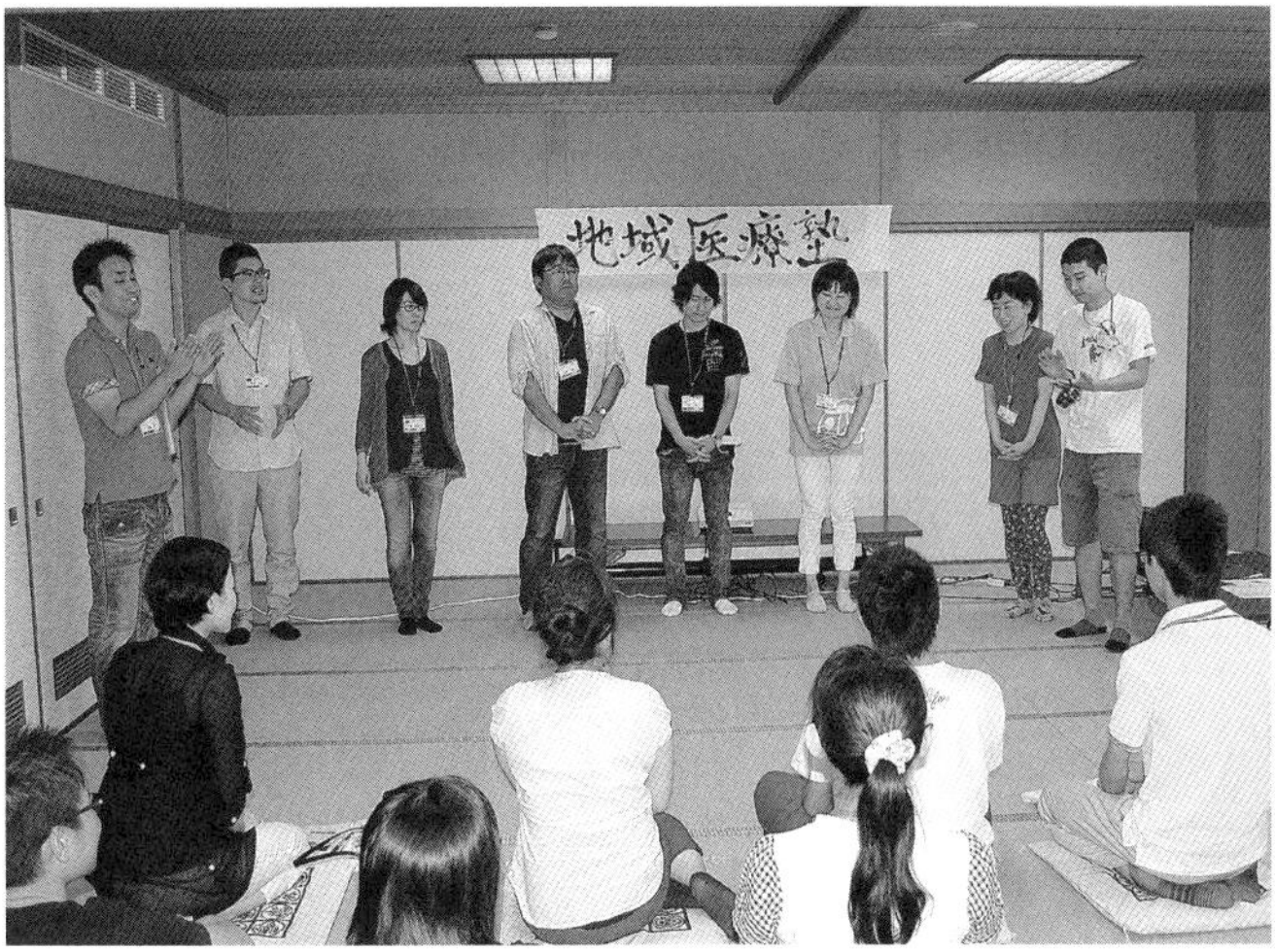

医療系の学生を対象に開催した「地域医療塾」

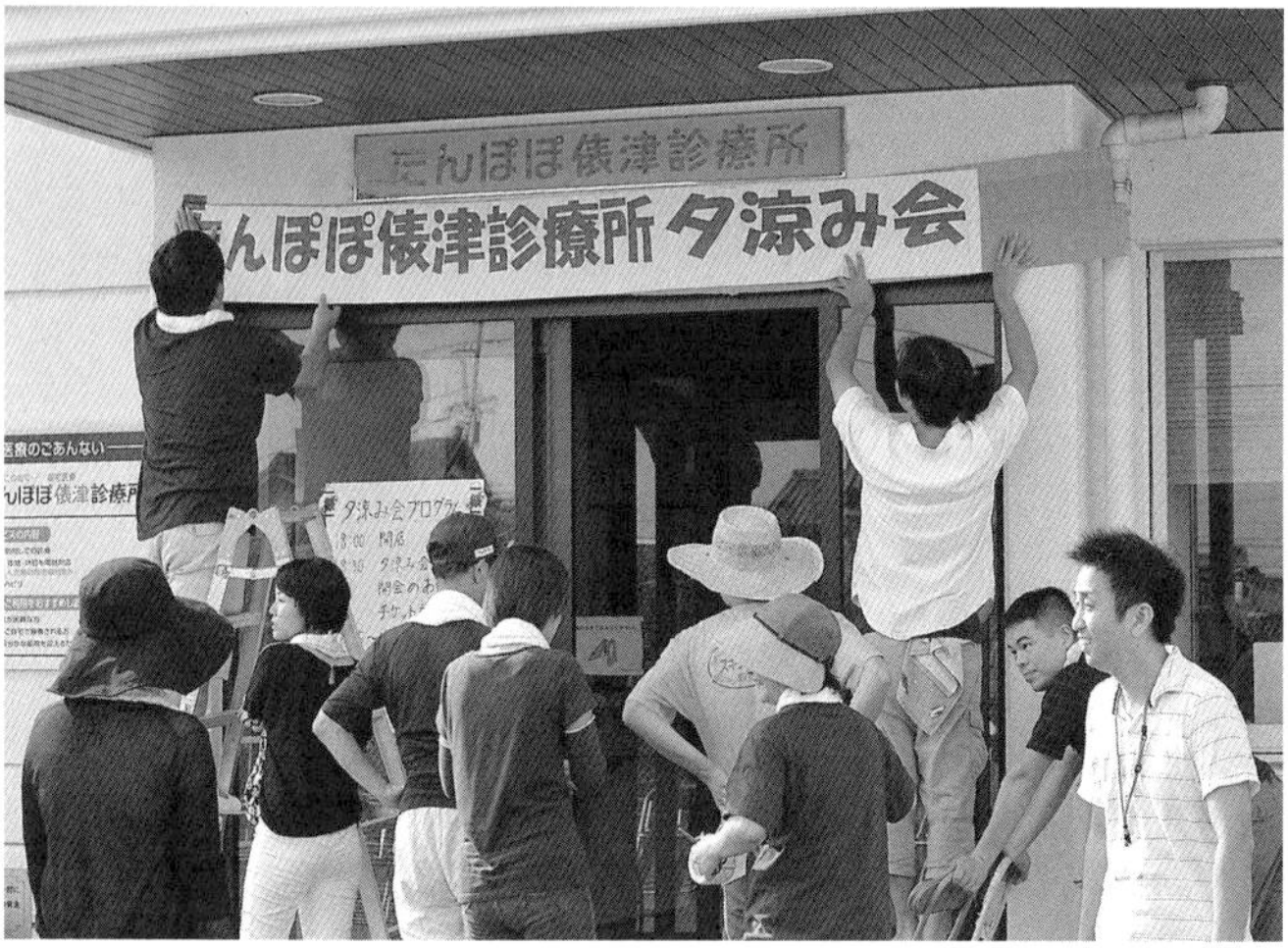

地域みんなで作り上げる「夕涼み会」

するのかというと、私自身が医学生時代にへき地でのフィールドワークを経験したことが、医療というものについて、自分の将来の進路について考える機会になったからです。私も若い人たちに同じような機会を提供したいと思いました。

「地域医療塾」では、俵津診療所の訪問診療に同行してもらって在宅医療現場を体験する他にも、診療所が主催する夏祭り「夕涼み会」で夜店を出して地域の人と触れ合ったり、さらにフィールドワークも行います。二回目となる二〇一五年は、山班と海班に分け、山班はみかん栽培農家、海班は真珠養殖業者という俵津地区の二大産業をそれぞれ体験してもらいました。

フィールドワークで私が医学生時代に学んだように、病気と生活は切り離せないという視点を、学生時代のうちに持ってもらえればとの考えからです。

俵津地区の大半はみかん栽培農家です。農作業では、山の斜面で上を向き、両手を上げながらの摘果や収穫をすることが日常的に行われます。それらの作業で肩をこらせ、腰を痛めてしまいます。この俵津地区には、膝の関節が擦り切れて曲がらなくなったお年寄りが多くいるのですが、それも農作業によるものです。昔は、みかんが入ったキャリーを担いで山を下りていたそうで、長年の過酷な作業で膝の関節が擦り切れてしまったのです。

このような住民の生活背景を知ると、投薬や注射をするだけでは、住民の健康問題を解決できないことがわかってきます。大病院や専門医療では、患者さんを診ると診断名や治療法を決めて、「病気を持つ人」として診てしまうことが往々にしてあります。高度な治療のためには、病気のみを注視することも必要

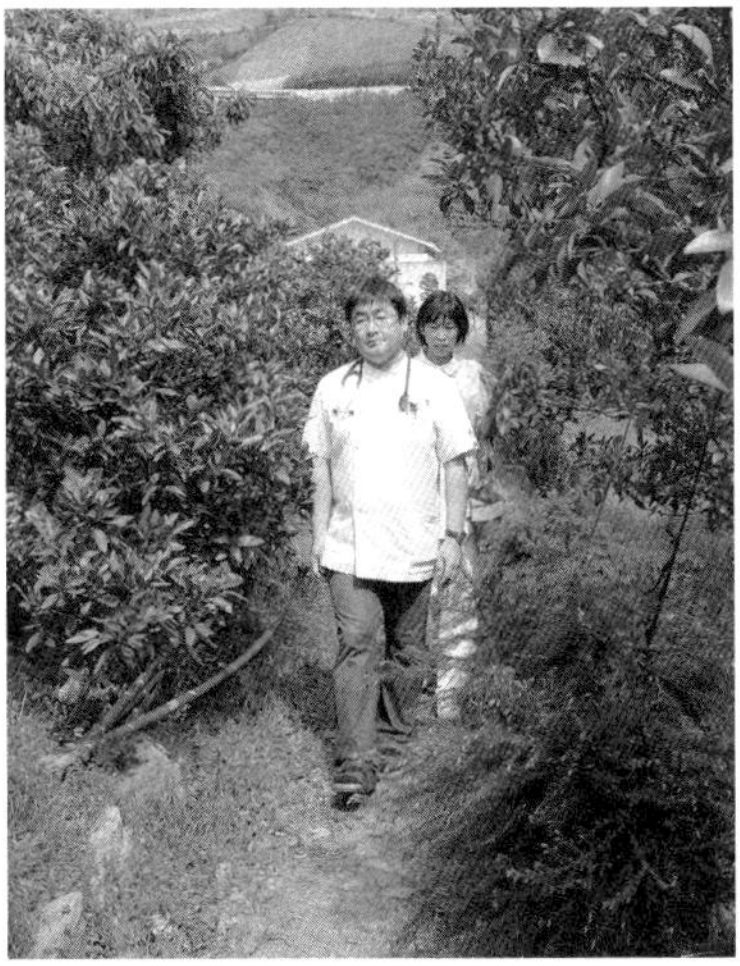

かもしれませんが、医療者は、ただ患者の病気を診るのではなく、その人自身をみて、その生活を知り、そして地域を知って病気を予防していくということも大切なのだということを知ってもらいたいと思います。

また、この「地域医療塾」が地域医療の面白さに目覚めるきっかけとなり、担い手が少ないへき地医療を志す医療者が、一人でも増えればとの思いもあります。

昨年、この「地域医療塾」に参加した看護学生が進路を決めるにあたり、へき地医療に積極的に取り組んでいる病院への就職を希望しているという話も伺いました。

参加した学生たちが、〝たんぽぽスピリット〟を持った種となり、綿毛のように大空に舞い上がり、いつかどこかで花を咲かせ、実を結んでくれたらと願ってやみません。

おわりに

たんぽぽクリニックは二〇〇〇年十月、愛媛県初となる在宅医療に特化したクリニックとしてオープンしました。二十四時間いつでも対応できる、質の高い在宅医療を地域に提供するために、あえて外来も病床も持ちませんでした。

しかし、二〇一六年二月、たんぽぽクリニックに十六床の病床がオープンします。その名は『たんぽぽのおうち』です。入院しても、自宅と同じようにくつろげるように、そして自宅のような温もりがある場所となるようにとの願いを込めて「たんぽぽのおうち」と名付けました。そして、限定的ではありますが、外来診療もスタートします。

診療所が病床を持っても、病床分の経費負担が増えるだけというデメリットのせいで、全国的に病床を持つ診療所は減少の一途をたどっています。なのに、なぜ今さら、病床をつくるのか？　それは開設以来十五年間ずっと感じていた思いと、あるご家族の言葉にあります。

長らく自宅療養をしていても、「最期は不安だから病院で」と希望されるご家族がいらっしゃいます。家族のケアを受けながら長らく自宅で療養されていた方であっても、自宅で家族だけで看取るのは不安だからと、終末期になって入院を希望されるのです。介護などの不安から、入院を希望されるのは仕方がないことですが、ただ、終末期に入院するとなると、ご家族も患者さんも最後の最後になって、入院先で医療従事者と新たな人間関係を築かなければなりません。それでなくてもストレスのかかる終末期に、新たな人間関係の構築というストレスがかかってしまうのです。

当院に患者さんをお預かりできる設備があれば、介護が不安な時に「いつでもうちに来たらいいよ」と言ってあげられるのに…と、開設以来、そんな悔しさを感じていました。

「新しい人間関係を作るのは大変なんや!」と実際にそうおっしゃったご家族がいらっしゃいました。肺がんの奥さんを自宅で看取った方です。患者さん以外は、このご主人も成人した子どもさん達も精神発達遅滞だったこともあり、自宅で療養を続けることにも課題が山積していて、ご家族だけでなく、私たちにも不安がありました。ましてや自宅での看取りは、介護力からも無理ではないかと予測していたのです。

それらの不安を軽減するために、私たちは患者さんへの医療的な関わりだけでなく、経済的な課題の解決から、奥さんが亡くなった後のご家族の生活設計にいたるまで、行政や他事業所・多職種で連携して、ご家族を丸ごとサポートしていました。

そんな甲斐もあって患者さんは小康状態を保ち、子どもたちからも献身的な介護を受けて、自宅で穏やかな日々を過ごしていました。しかし、ついに迎えた終末期に、私たちはご家族だけでは患者さんを支えきれないのではないかと判断して、緩和ケア病棟への入院を勧めたのです。しかし、ご家族は頑として入院を断りました。

「先生、入院して新しい人間関係を作るのは大変なんや！　このまま家で看取ってやりたい！」ご主人の力強い言葉に私たちはハッとしました。入院するということは、入院先で新たな人間関係を構築しなければならないということ。このご家族にとって、それは想像もつかないほどに困難なことなのだと、ご家族の気持ちにもっと思いをはせるべきでした。

「自宅での看取りが難しい方が入院しても、自宅を訪れていた医師や看護師で最期まで看てあげられるようにしたい」。それまで浮上しては消えていた病床設立計画が、このご主人の一言がきっかけで動き出したのです。

そして、この病床と外来を持つことで、当院も二〇二五年問題を解決すべく進められている「地域包括ケアシステム」の一翼を地域で担いたいと考えています。

地域包括ケアシステムは、地域で医療・介護・生活支援などが一体的に提供され、重度の介護が必要になっても住み慣れた自宅などで、その人らしく生きられるように支援していくというものです。

この病床も自宅で療養している方が、より安心して自宅で暮らし続けられるようにと

1　在宅復帰（自宅療養準備）のための支援
2　医療的処置が必要な重症者のためのショートステイ
3　ホスピスケア
4　デイホスピス

という四つの機能を持っています。退院して、自宅での療養をスムーズに始めるた

めの支援と、自宅療養中の介護ストレスを解消、リフレッシュするための支援、そして終末期のご本人の生き方に寄り添う支援を、『たんぽぽのおうち』を使って行うことで、入院しても主治医が変わらないという安心感を患者さんとご家族に提供するのです。

病気や障がいなどがあって生きづらい状況になっても、安心して暮らし続けられる地域となれるように…。地域住民の求める医療は、時代とともに変わっていきます。「患者さんが、その人らしく最後の日まで生きられるように。患者さんの『生きる』を支える在宅医療を提供する」。私たちはこの理念の実現のために、これからも変化し、成長し続けたいと願っています。

【著者略歴】

永井　康徳（ながい・やすのり）

医療法人ゆうの森理事長

1966年　愛媛県松山市に生まれる

1984年　愛光高校卒業

1992年　愛媛大学医学部医学科卒業

1994年　自治医科大学地域医療学教室入局

1995年　高知県嶺北中央病院勤務

1996年　明浜町国民健康保険俵津診療所勤務

2000年　在宅医療専門たんぽぽクリニック開業

2002年　医療法人ゆうの森開業

【役職】

日本在宅医学会幹事

全国在宅療養支援診療所連絡会世話人

楽なように
やりたいように
後悔しないように 改訂版

二〇一六年二月二十七日　初版

著　者　永井康徳

発行所　たんぽぽ企画株式会社
〒七九一－八〇三一
愛媛県松山市北斎院町八一〇－一四

編　集　医療法人ゆうの森

印　刷　佐川印刷株式会社